吴门医派曹惕寅
遗稿存真

百通验案选集

曹惕寅 著

郭天玲 陆海凤 纪
军 唐佐阳 整理

全国百佳图书出版单位
中国中医药出版社
·北京·

图书在版编目（CIP）数据

百通验案选集 / 曹惕寅著；郭天玲等整理 .
北京：中国中医药出版社，2024.12. -- (吴门医派曹
惕寅遗稿存真).
ISBN 978-7-5132-9062-3

Ⅰ . R249.7

中国国家版本馆 CIP 数据核字第 2024VZ4234 号

中国中医药出版社出版

北京经济技术开发区科创十三街 31 号院二区 8 号楼
邮政编码　100176
传真　010-64405721
天津裕同印刷有限公司印刷
各地新华书店经销

开本 787×1092　1/32　印张 9　字数 160 千字
2024 年 12 月第 1 版　2024 年 12 月第 1 次印刷
书号　ISBN 978 - 7 - 5132 - 9062 - 3

定价　49.00 元
网址　www.cptcm.com

服 务 热 线　010-64405510
购 书 热 线　010-89535836
维 权 打 假　010-64405753

微信服务号　zgzyycbs
微商城网址　https://kdt.im/LIdUGr
官 方 微 博　http://e.weibo.com/cptcm
天猫旗舰店网址　https://zgzyycbs.tmall.com

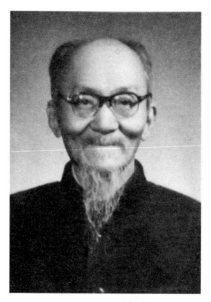

曹惕寅（1881—1969）

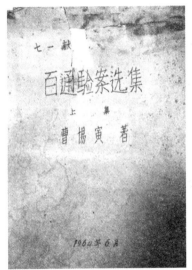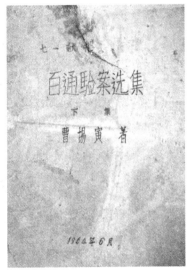

《百通验案选集》手稿一 [1]

---

[1] 此书稿完成于1964年6月，恰逢中国共产党成立43周年，曹老特地在封面注上"七一献礼"。

自　序

　　噫！溯余为医以来，积年累月，阅读古代医学文献，一点一滴，精累临诊经验，并经历一切事之物之忌触，始渐得治通之精要，有年矣。乃以往代之视中医藐如也。加之当政之压迫，势利之冲缘，凡仕善导诸络日，仅纵翻其口，空之无生气。憨剂中国医学之衰微，每令人废卷太息，中心为之抑郁不已。庆幸共产党、毛主席解放全中国，拯余民于水深火热之中，重见天日。授教育、率指导、正思想、除剥削、谦工农、趣学动、两平发、兴废绝、重科学、广建设、励爱国、高勃奋、求朴素、惜物力、贵诚实、立人范、矛正义、爱孩慕、视善薄、共甘苦、荣大戟、讲团结、主平等、喜同乐、发生活、绝私愁、夏激发、善纠正、任艰钜、不自傲、不苟安、严防疫、导卫生。具如此类明之政教，负如此艰钜之责任，才使燃百年来各目有苔，会目营私，有上无下，激惰慢贪、蔑官贱民、重男轻女、凭籍权势、虚俩欺骗，种之无法无天、腐败奢靡之风气，立今日尽得摧毁而另治之。才使大地澄清，民志焕发。人无废力，园无废土，真所谓创之界之

《百通验案选集》手稿二

奇情，登人民于康乐。为人民者，正是奋发图强，各自勉励之秋。况吾侪老年中医，..近乎废弃，几达于灭绝之域，才提不到有今日之遭遇也。共毕竟发掘中医中药，中西医团结，西医学习中医，中医学习西医，设立中医研究院，中医文献研究馆，中医学院，中医进修班，使吾侪医务工作者，老之少之各有光此光明辉煌之前景，不禁决心，凡工农兵学商及一切百业技巧无一不勃之兴，随露出蓬之勃之进步气象。以前例后，以昔比今，在此国内外之大好形势恶已之下，凡有血气者敢不及时奋发，各亲其亲，各谓其谓，以尽个人服务于社会主义之职责耶。兴念及此，中心欣怅，吾虽年衰力微，在有生之余年，仍愿力图报称。故尤集平日诊治叶案，阐发吾侪通之意义。既尽吾保社工农兵之责务，又尽吾传递授徒之重任。且论始通之道，主乎生于调达三使之气化，协和脏腑之阴阳，使气血融洽而和平。是谓百脉流之贵铀一通，万病解除系于一通。因以平日每有用轻剂治重病之收获，是为力求吾治通之功也。车编录出叶案百有一则，概以求通而得效。病岂变，法示无穷也。方定名为百通叶集。欲吾人之幸遇，顾尽力于服务。恭逢共产党延生四十有三周年，特贡献之。共祝丁香无疆，是为序。

施序

　　中国医药学肇始远古，自岐黄论道，越人辨脉，仲景立方，神农品药，悠悠岁月，两千余载，于中华民族繁衍生存功居伟哉！不仅构建了防病治病及养生的完整理论体系，而且历代医家还在传承经典中不断实践，如《褚氏遗书》曰："博涉知病，多诊识脉，屡用达药。"是谓三代以降，汤液之兴，方论始备，十剂以准规矩，七方以明绳墨。诚闲云潭影日悠悠，物换星移几度秋，从而积累了底蕴深厚的临证经验。历来有曰："百艺之中惟医最难！"所难者，在于辨证、用药。夫证有相似，药有寒凉，设若投治少差，存亡在于反掌。是以昔淳于公云："人之患患病多，医之患患方少。"故历代医家无不揣摩以工于辨证、凭脉施治为首务，并于诊余著书立说，感悟岐黄之道，游弋天人变化之妙，阐明经典，通乎时俗，溯流穷源，推常达变，宣解往范，作述兼修，昭示来学，书通二酉，汗牛充栋，在历史的积淀中，汇聚而成伟大宝库。

同窗校友郭天玲教授等历经数年辛劳，将先师海上名医曹惕寅先生之遗著搜罗整理，勘误校正，汇编成籍，名曰《吴门医派曹惕寅遗稿存真》，并于剞劂付梓前夕示书稿于余，遂有幸拜读，顿觉如沐春风。岐黄秦汉之论，若网在纲；其学至精，薪火之传。全书学验俱丰，大道至简，既记录大量疑难病案及奇效经验，更有理论创新，倡导"万病惟求一通"之说，于万千医论中独辟蹊径，别具一格，充分彰显先生从医六十余载深厚之理论造诣与丰实之临床经验，可谓运以精思，达以卓论，非同凡响。

惕寅先生祖籍安徽歙县，十世祖后迁居苏州，上祖擅外科，父辈渐内外科并重，旁及妇儿。至先生幼承家学，并得伯父曹沧洲耳提面命，兼以悉心研读宋元明清医家著作，对温病大家叶天士辨证用药更是领悟有加，日渐磨砺，乃成起废痼、润枯毙、系生死之大医。苏州乃昔日吴国都城，为吴王阖闾重臣伍子胥于公元前500余年营造。斯域物华天宝，人杰地灵，催生吴门医派名医辈出，至明清时期更是群星璀璨。曹沧洲先生乃清代吴门名医，名噪一时。上海于春秋时期亦属吴国领地，时至今日，上海金山区枫泾镇依然保留吴越分界之界河与界碑。约1267年（南宋咸淳三年）设上海镇，嗣后内河运输日渐式微，海运兴起，吴文化与日东扩。至1843年（道光二十三年）上海开埠，迈向现代大都市，井肆繁荣，人才荟萃，药铺林立。全国名医聚沪，互相切磋交融，时值西学东进，斯有海派中医应运而成，吴门医派汇入者不乏其人。

惕寅先生于20世纪初叶亦迁居悬壶海上，名震一方，海派中医凭添新声。先生德医双馨，每于膏肓之疾救溺回生，效如桴鼓，乃于数十载从医生涯中悟出一道，曰"万病惟求一通"！论曰："通者，人赖之以生。"人之经络、脏腑、气血皆需周流而畅通，"人之生得气血之流畅，病则气血违和"，如有失畅"则通之要者，在乎调三焦气化"。上焦如雾，亦如太虚，宜升清，管理布施；下焦如渎，亦如浊地，宜疏通，管理渗泄；中焦如沤，似一瓢之水，贵在流动，又兼有管理上下二焦之能。三焦升降有序，气血融通，则阴阳得以平秘。先生于"通"法之研究，广览群经，缜密推敲，尊岐黄之说而多有发挥。《素问·逆调论》即已指出人体气机运行以顺为常，逆则为病。"逆调"者，即"调逆"也。《素问·至真要大论》曰："谨守病机，各司其属，有者求之，无者求之，盛者责之，虚者责之，必先五胜，疏其血气，令其调达，而致和平，此之谓也。"又曰："逆之从之，逆而从之，从而逆之，疏气令调，则其道也。"可见，宣其通调之道乃至理之言，先生则集思约取而弘扬光大。于通法之应用，先生经验宏富，可求上下之通、表里之通，或调气血以求通、化痰湿以求通。或补气，令气旺则和畅，而络脉舒则脏腑之气皆旺，或补血，令血充则气旺，络脉亦随之调和而得通。因之可锐攻病机以求通，亦可调顺趋势以促其自通。或得药物之通，或以外治求通。又如八法皆寓于通，汗、吐、下、和、温、清、补、消虽各有专致，但其旨亦在一通。可见致通之术至多，变化无穷，而求通之旨一焉。

先生不仅精于医理发微，且每施于临证，在众多医案中均可窥见通法之灵活应用，并对八种专病以通之论指导，取得研究成果。昔吴师机《理瀹骈文》曰："外治之理即内治之理，外治之药亦即内治之药，所异者法耳。"先生秉持十三科一理相贯之前训，在内治的同时，亦常用外治之法相配合，将"导邪外达法"灵活应用，临证内外兼施，相得益彰，又何其妙哉！

大医精诚，医虽艺事，而拯疾痛、系生死，非芝菌星鸟之术可以诡诞其辞也。中医药古籍文献令人望洋兴叹，然可以赐人以准绳，提纲挈领，于无涯医海指点迷津者，惕寅先生之遗著实不可多得。今日继承弘扬中医学遗产已为国人所倡导，成就辉煌，持悖论者已非势取。昔杜甫有曰："王杨卢骆当时体，轻薄为文哂未休。尔曹身与名俱灭，不废江河万古流。"中医药学必将在中华民族伟大复兴中如江河之万古长流！

习近平同志号召我国中医药工作者应在推进中医药事业发展中坚持"传承精华，守正创新"，余以为郭君之奉献当属范示，诚可歌也！新书面世可卜读者手不释卷，斯以为叙。

施杞

识于 2024 年春

施杞，国医大师，曾任上海中医药大学校长，现任上海中医药大学专家委员会主任委员。

陆序

　　郭天玲与陆海凤两位医生领衔整理的《吴门医派曹
惕寅遗稿存真》是一套内容丰富，学术观点鲜明，既有
方药，又有临床实效的中医文献实录。翻阅《遗稿》，一
段往事不禁泛入脑海，20世纪90年代初，余时任职于
上海中医学院中医文献研究所，参编刊行由国医大师施
杞教授主编之《上海历代名医方技集成》，其中收录曹惕
寅先生学术经验和技术成就，对其倡导的"万病惟求一
通"，高评认为"乃先生学术经验之精华，亦临床治病之
南针"，堪称医林创记，卓尔不凡。

　　曹惕寅（1881—1969），幼时谙熟儒家思想，其后又
深受佛道两家影响。纵观曹老出身及早年经历，他的学
术思想及其国学渊源确是由来有自。虽则《遗稿》以医
记为主，但时有展现宋儒理学用语且未注明出处，耐人
寻味。余因遍览文献，历经寒暑，终于厘清眉目。追溯
曹老早岁随父寓居北京期间，曾师从现代中国文学大家林
琴南。林氏崇尚程朱理学，史称其"笃嗜如饮粱肉"。经

清同治进士桐城学派吴汝纶推荐任教京师大学堂（创办于光绪二十四年，作为实施戊戌变法，实现"新政"措施之一）。曹父为光绪八年进士，历任清代翰林、编修，与林氏交集完全可能。曹惕寅先生生前对学生不谈宋儒理学，隐去父亲姓名身份，恐与时代有关，有难言之隐耳。随着时代进步，医学科学的发展，曹老先生与时俱进，接受科学新知，研究疑难杂症，解决了诸多顽疾。其中思维机杼多受中国哲学思想之启迪，确属难能可贵。

郭君乃曹老在上海中医文献研究馆的最后弟子，陆君为市卫生局直属中医带徒班的关门弟子。目前均已年届耄耋，在社会变迁、物是人非、资料散失严重的困难情况下，他们怀着对中医事业的赤诚之心，感念师恩，不忘师教，尽心收集，终于将曹老一生治学及诊疗经验汇编成《吴门医派曹惕寅遗稿存真》四册，确是为中国传统医学的保存和传承做了有益的贡献。

乐为之序！

陆鸿元

2024 年 3 月

陆鸿元，上海中医学院（今上海中医药大学）1962年首届毕业生，上海市名中医，勉吾轩主人，1925 年生。

曹惕寅先生，名岳峻，字惕寅、契敬，20 世纪 50 ～ 60 年代的上海名医，上海市中医文献研究馆馆员。说他是上海名医，其实从他的出身、医学源流和辨证用药风格来看，曹惕寅可为吴门医派的杰出传人；而后他来到上海，融入海派医家的队伍。海派中医海纳百川，而吴门医派正是其中重要的一支。

曹惕寅先生祖籍安徽歙县，十世祖后迁居姑苏城。家传以医为业，上祖云洲尤擅外科，其父祖辈渐至内外科并重，旁及妇幼。曹惕寅先生幼承家学，又因少时多病，故悉心习医，并得伯父曹沧洲亲炙，随堂兄南笙先生临诊。曾言及除中医经典外，对宋元医家及明清时期江浙地区的温病学家著作均精心研习，尤喜叶天士的辨证用药。

1919 年夏，吴中大疫，死人无数，他随伯父、堂兄等日夜研究，制定《救急便览》一册，并广为印发，从而挽救了众多病患。该册子充分体现了吴门医派在疫情大流行时的辨证用药急救特色，至今仍有重要参考价值。1927 年，由曹惕寅所著的《翠竹山房诊暇录》在沪出版，该书记录了他早年在诊治疑难杂症时的思考与效验，此书及至近年尚有人印售。

曹惕寅先生于 20 世纪 20 年代移居上海后，除自设门诊外，还曾任江南造船厂、上海公安医院、邮电医院、仁济医院等单位的医学顾问，从而接触治疗多种近、现代疑难病症。他通过认真的学习思考，寻找辨证规律，积累了丰富的实践经验，并从数十年的临床经历中悟出了一个重要观点："万病惟求一通"。这一思想贯穿他的辨证思维中，贯穿他的组方用药上，是他学术思想的精髓。他所言的"通"，是广义的通。他认为"六腑固然以通为补，其通出于外，以成其化糟粕之能，而得排泄之用；五脏之通达于内，以收其生精微之功，而成濡养之用""通之要者，在于调三焦之气化，使其升降有序、气血融通，而阴阳得以平秘也"。更深层的意思，是指一身经络气血的流通、三焦气化之和通。

曹老特别重视肺气的通畅，认为治病首重肺胃，盖肺主一身之气，胃乃十二经脉之海。肺气通调，则脏腑之气皆调；胃失和降，则气血生化无权。他又特别指出"肺为华盖，又为娇脏，位居上焦，喜清虚"，故"治肺之病，药宜味薄气升，轻清上行，方可使肺气得展，邪无留地，重则药过病所矣"。这在他的处方用药中，都可得到明显的印证。即使在疏肝、通肠、利尿剂中，亦常配用肺经、胃经之药，往往取得事半功倍之效，体现了他"万病惟求一通"的思想。他门诊所用的脉枕上，用粗黑的丝线绣着"万病惟求一通"的字样。记得他曾多次结合具体病例，在辨证处方时，对着我们用手指重重地叩击着这几个字，以此强调他的学术观点，启示他的学生弟子。

曹惕寅先生的辨证用药体现了吴门医派轻清灵动、举重若轻的风格，还极善于应用浅显的物理现象和哲学思辨指导治疗疑难重症，遇急难病常有巧思。他常带着临床上的问题，探求理论上的解答。他出身中医世家，但思想并不保守。对于近代传入的西医学，他认为也是治病救人的手段，常言："西医学说擅长于物质，中医学说擅长于气化""二者各有短长，应当互相取长补短"。曹惕寅先生还善用外治法，常内服外用并重，相辅相成。其外用药应用的思路，也深受家传及曹沧洲的影响。在后期，他的处方用药更形成了自己的鲜明特色。我们可以看到曹惕寅的处方中有古方的神韵，融入了很多经方的片段乃至全方，其君、臣、佐、使排列有序，而且往往成组成对地呈现，融入"万病惟求一通"的思想，条理思路十分清晰，使后学者极易领会和掌握。为了体现这些特色，我们在《万病惟求一通》《百通验案选集》的处方排版中，要求尽量体现这种独特的排列形式。

民国元勋，曾任清末江苏巡抚的程德全先生在《诊暇录》序言中言其曾"证之吴地人士及家中儿孙辈：一切危症具经先生匠心独运，拯救有得，因知其存心之厚，操术之神，未可以常人论也"，说曹老"洞察精微无怠无倦，遇疑难尤好精究，处艰困不辞劳瘁，并且尽将所承医术传授予人，以利济急扶贫"。作为后学，深感程氏言之甚确。曹老对每个患者、每张处方都极为认真，他还多次以"习字费纸，习医费人"告诫我们。

曹老曾是连续两届的上海市静安区人民代表，是较早期的中国国民党革命委员会成员。1956年，曹惕寅先生被上海市中医文献研究馆聘为首批馆员。他非常重视并认真对待这一工作，包括临床带教、整理自己的医药经验和学术体会，产出颇丰。

1963年夏，经过6年大学生活，我从上海中医学院（现为上海中医药大学）毕业，并被分配到上海市中医文献研究馆工作，任助理馆员，具体工作是继承整理老中医、老馆员的学术思想和临床经验。给我安排的首位老师便是曹惕寅先生。当时曹老已82岁高龄，在静安区石门二路家中设有私人门诊，每周我去那里三次跟他抄方，听他传授临诊经验。之前，中医文献研究馆委派到曹老处工作与学习的已有多人，如黄少堂、王秀娟、林功铮等，另外跟随他学习的还有戴兰芬医生和上海市卫生局委托培养的四五位医生，其中包括余雅文、陆海凤医生等。他们对曹惕寅先生的学术思想和诊治特色也颇有体会。

曹老个子不高，骨骼清奇，双目炯炯有神，一缕花白的山羊胡子，每每随着他认真的讲述而抖动，这便是他给我最初、也是永远难以忘怀的印象。而曹老的学术思想、用药经验和风格更深深地影响了我们。如今，曹老去世已半个世纪，我则退休多年，如今也85岁了，看着留在我手边的一大叠曹老的医论、医案等资料，纸张已经发黄变脆，深觉不应该让它们就此变成废纸而消失在历史的尘埃里，有生之年，我们有责任把它们保存并传承下去，让更多的后来者得以学习和借鉴这些宝贵的医学遗产。我的想法得到陆海凤医生的支持，她抱病翻找出珍藏的书籍和散在学生手中的资料，多次搜索补充，使吴门医派曹惕寅的遗稿尽可能做到无遗漏，从而得到较完整的保存。纪军博士和唐佐阳医生都是单位里的主干力量，工作十分繁忙，但他们热爱中医事业，抱着极大的热情和兴趣，利用业余时间，认真地投入了这项工作。

我们的工作，从重温曹老的遗稿开始，追溯了曹氏的学术渊源，同时走访了曹老在上海的门诊旧址，见到了他的后人，到苏州寻访了曹沧洲祠和曹惕寅老宅，温故而知新，终于理出了一些头绪，特别是在中国中医药出版社华中健老师的支持和策划下，决定把这项工作定名为《吴门医派曹惕寅遗稿存真》，包括以下四册：

第一册《翠竹山房诊暇录　临证述要》，内容包括：①《翠竹山房诊暇录》，收录曹惕寅先生早年（1928年以前）的临床经验总结；②《临证述要》，收录曹惕寅先生20世纪20～50年代的临证经验；③附一：《救急便览》，为曹惕寅先生与伯父曹沧洲、堂兄曹南笙共同研究制定的瘟疫救治实用手册；④附二：曹氏医学源流及传承。

第二册《万病惟求一通》，内容包括：①较详细地论述了"万病惟求一通"的理论和根据；②收录曹惕寅先生在新中国成立后的近20年间，随着疾病谱的变化，运用和发展了他一贯主张的"万病惟求一通"的思想，总结八大类疾病的个人学术观点和临床经验；③最后还介绍了曹氏历代积累的外治法、方药。

第三册《百通验案选集》，主要选取曹惕寅应用"万病惟求一通"思想治疗的百例医案，以为示范。

第四册《曹惕寅医案医话录》（正续集），主要包括：①由原上海市中医文献研究馆助理馆员黄少堂、王秀娟整理保存之《曹惕寅医案医话录》（正续集）；②曹惕寅遗稿：《我对工作和带徒的体会》；③曹惕寅讲述、戴兰芬整理的《通肺气以治肝，通浊滞以治胃》；④曹惕寅膏方案及嚼化方案选录。

由于资料繁多，曹老本人整理或口述的病案及文献馆整理的医案时间跨度较大，前后引用或有重复，为保存遗稿的完整性，一般不作删节。另外，由于时间久远，纸质资料保存不易，有的字体不清，转录或有出入。凡此，祈请阅者多予以指正。

郭天玲执笔

2024 年 1 月

1.《翠竹山房诊暇录　临证述要》以 1927 年上海翠竹山房石印本为底本，繁体、竖排改为简体、横排，以现代标点句读，对通假字出注说明，古字、异体字、错别字径改不出注。为保留原书风貌，对方言习语、中药名的简俗写法均不做改动，冷僻者首见出注说明。另外，原署名集中放在书名下，不再在卷中出现。

2. 药物剂量均按原处方书写，即用旧制。一钱合今中药计量之 3g，一两合今中药计量之 30g。

3. 除《翠竹山房诊暇录　临证述要》外，病例中患者姓名多隐去名字，保留姓氏。

4.《万病惟求一通》《百通验案选集》及膏方处方中保留了曹老的独特书写特色，即药物分组对齐排列，一般由 3 ～ 5 组组成，每组由 2 ～ 3 味功效相近或相协调的药物组成。一般第一组体现主旨，第二、三组为宣肺气、利三焦、助运化之剂，其余为佐使或辅助药。例如，暑湿寒热病例处方，用芳香化浊、分利湿热法，处方中共有5组药物，第1～4组以竖列排，第5组以横列排（处方中的药组提示数字及竖横线为编者所加，以说明药物排列特点）：

①苏梗	②白蔻仁	③姜川朴	④青皮
枳壳	白杏仁	范志曲	广木香
郁金	姜半夏		

⑤车前子　鸡苏散　藿香正气丸

为体现曹老这一处方书写特点，并兼顾排版可行，我们采用处方药物按药组顺序连排，以分号分隔药组，同组内各药物以逗号分隔，处方结束以句号收尾。仍以上方为例，按此方法排版后，处方格式如下：

苏梗，桔壳，郁金；白蔻仁，白杏仁，姜半夏；姜川朴，范志曲；青皮，广木香；车前子，鸡苏散，藿香正气散。

《翠竹山房诊暇录　临证述要》和《曹惕寅医案医话录（正续集）》中的处方并未按此规律排列，但仔细品读，仍可找出其中规律。

5. 本套书中极少量主题在不同辑册中有所重复，系曹老本人或学生在不同年代记录整理的内容，其在具体内容上随时间的递进也略有不同，体现了曹老对疾病的认识及学术思想上的深化和提升，因此尽量予以保留，如此亦保持了原稿的完整性。

6.曹老所处时代，有些医理尚未被认知，阅者当识别之。

编者

2024 年 2 月

自序

　　噫! 溯吾治医以来，积年累月阅读古代医学文献，一点一滴积累经验，益经历一切事事物物之感，始悟得治通之精要有年矣。乃以往代之视中医蔑如也，加之生活之压迫、势利之纠缠，几使吾奔波终日，仅能糊其口，索索无生气。想到中国医学之衰微，每令人废卷太息，中心为之抑郁不已。庆幸共产党毛主席解放全中国，拯生民于水深火热之中，重见天日。授教育、重指导、正思想、除剥削、讲工农、勉劳动、尚开发、兴废绝、重科学、广建设、励爱国、最勤奋、示朴素、惜物力、贵诚实、立人范、务正义、御强暴、亲善邻、共甘苦、崇大我、讲团结、主平等、喜同乐、安生活、绝私欲、多激发、善纠正、任艰巨、不自傲、不苟安、严防疫、导卫生。具如此英明之政教，负如此艰巨之责任，才使数百年来各自为吾、各自营私、有上无下、敬富慢贫、尊官贱民、重男轻女、凭借权势、虚伪敷衍种种无法无天、腐败奢靡之风气在今日尽得揭发而荡涤之，才使大地澄清、民志焕发。人无废力，国无废土，真而谓创世界之奇迹、登人民于康乐。为人民者，正是奋发图强、各自策励之秋。况吾侪老年中医在前代近乎废，几达于灭绝之境，万想不到有今日之殊遇也。共产党发扬中医中药，中西医团结，西医学习中医，中医学习西医，设立中医研究院、中医文献研究馆、中医学院、中医进修班，使吾侪医务工作者老老少少各有光明灿烂之前景。不独此也，凡工农兵学商及一切百业技巧，无一不勤勤恳恳，露出蓬蓬勃勃之进步气象。以前例后、以昔比今，在此国内外之大好形势感召之下，凡有血气者敢不及时奋发各尽其能、各谒其智以尽个人服务于社会主义之职责耶？兴念及此，中心欢忭，吾虽年衰力微，在有生之余年仍旧力图。故选集平日诊治验案，阐发吾治通之意义，既尽吾保卫工农兵之责务，又尽吾传道授徒之重任。至于治通之道，主要在于调达三焦之气化、协和脏腑之阴阳，使气血融洽而和平。是谓百脉流注贵能一周，万病解除系于一通，因此平日每有用轻剂治重病之收获，尽汤力于吾治通之功也。本编录出验案百有一则，概以求通而得效。病善变，法亦无穷也，乃定名为《百通验案》。

欣吾人之奇遇，愿尽力于服务。兹逢共产党诞生四十有三周年，特贡献之。共祝万寿无疆，是为序。

时八十有二

1964 年 6 月

目 录

内科

1. 冬温刺胁寒热

刘某，女，83岁，华山路133弄10号。

初诊：1963年1月24日。

昨宵陡起，壮热气急，面浮，咳嗽，肋痛，便通溲利，脉来滑涩。年高气弱，冒风迎寒，肺气失宣所致也。

冬桑叶三钱，薄荷（后下）八分，赤芍三钱；水炙紫菀钱半，白杏仁四钱，枳壳钱半；旋覆花（包）二钱，生蛤壳一两，白前三钱；冬瓜子五钱，车前子（包）四钱；丝瓜络三钱，青葱管（后下）一尺。

二诊：1963年2月2日。

阴液素亏，气分尤弱，冬寒外薄，郁热内灼，乃致舌绛口干，神色时清时昧，两肋引痛，大便达七日未行，溲黄，尽为邪热阻痹、肺络失宣之象也。八十有三大年，体力既弱，病势又重，喘汗昏变易易也！

连翘心三钱，竹卷心钱半；瓜蒌皮四钱，白杏仁（杵泥）四钱；枳壳钱半，竹茹三钱；火麻仁泥五钱，煅石决明五钱；杭菊二钱，钩勾（后下）三钱；川石斛四钱，桑枝一两；丝瓜络三钱，青葱管（后下）一尺。

三诊：1963年2月4日。

舌绛口干，神色似清似昧，留恋之热未净，肺胃之阴已伤。高年病此，最虑阴液涸动风，猝起昏变。

前方去丝瓜络、青葱管，加沉香曲（包）四钱，保和丸
（包）四钱。

四诊：1963 年 2 月 5 日。

大便已通，神识得清，舌绛口干，外感之壮热虽解，
受铄之阴液未复。际此出入关头，在在加慎为要。前方去
火麻仁泥、保和丸。

五诊：1963 年 2 月 7 日。

舌绛口干，二便如常。易于躁怒者，阴亏火炽也；得食
易饱者，中运未复也。高年病缠，易于反复，慎之！

川石斛四钱，炙橘白钱半；白杏仁四钱，冬瓜子五钱；
煅石决明一两，杭甘菊二钱；炙鸡金三钱，炒谷芽五钱；
川断三钱，桑寄生五钱。

六诊：1963 年 2 月 12 日。

大便畅通，纳渐转佳。唯年事过高，气阴交乏之躯，
病缠两旬之久，精力有所不逮也。

新会皮一钱，竹沥夏三钱；炙鸡金（春砂仁末五分同
拌）三钱，炒谷芽五钱；川断三钱，桑寄生五钱；杜仲钱
半，金毛脊四钱；陈佛手一钱。

七诊：1963 年 2 月 18 日。

古人有言"病加于小愈"，示慎疾也。复见胸闷纳呆，殊不相宜。年高气弱之躯，中气转运无力。凡一切黏韧之物，最易凝阻痰涎，诸希小心为要！

白杏仁四钱，竹沥夏三钱；炙鸡金三钱，陈佛手一钱；连翘心三钱，远志肉钱半；川断三钱，桑寄生五钱；炙橘白钱半，炒谷芽五钱，黑栀三钱。

八诊：1963年2月24日。

年高衰弱之躯，猝患刺胁寒热重疾，幸得一帆风顺，由渐缓解，快事也！仍宜珍护为要。

枳壳钱半，竹沥夏三钱；春砂仁末（后下）八分，保和丸（包）四钱；连翘心（朱拌）三钱，远志肉钱半；炙橘白钱半，生米仁四钱；川断三钱，桑寄生五钱，炒谷芽五钱。

九诊：1963年3月4日。

大病后，施以调养化湿助运之剂，俾可生化旺而体力健。

炙橘白钱半，生米仁四钱；川断三钱，桑寄生五钱；炒谷芽五钱，竹沥夏三钱；川石斛四钱。

【按】本病原不过积受寒冷而已，乃以年高体弱，无力托邪外达，及至腊底春初，猝然恶寒壮热。尤虑者，胁部刺痛，欲咳不爽，此即冬温郁热痹络为病也。因此，呼吸咳嗽不甚便利，当求其邪泄热达、痰利气通，则其痛自解。而年高阴薄者，患此刺胁寒热重症，更形棘手也（经西医诊断为肺炎），于法宜辛凉宣达为要。初诊辛散寒邪以解表、宣通肺气以和络，复因年高阴亏气弱，易于化火动风，且素体阴薄肝亢之躯最易内外合邪，鼓动痰火上扰神明，而致时昧时清。斯时也，偏表易于动火，偏清又阻于留邪。二诊清心化痰以宁神、平肝清热以息风，痰火得解，阴液渐复，且辛甘清解之剂无阴凝呆滞之弊。三诊时热减而阴未复，稍得转机，乃去丝瓜络、青葱管，加沉香曲、保和丸，助运以健输化，旨在通便则降火、化痰则清心。今虽邪去病退而阴液未复，中运乏力，再予益阴平肝，增入健脾助运，调治兼旬，日见向愈。不意，八诊时病稍有反复，正宜及时清理之。九诊方旨大意相同，重在健脾以助运化。大凡病后调理之法，以培土为最要，良以中土健则气充而液化，得以洒陈六腑、和调五脏，俾可邪去正复、体力转健。一年来，平安康健胜常，行年八十有四矣，深以为慰。回味症情之始末，益证吾治医而得通之妙。

2. 伏邪暑湿（起于大下虫之后）

孙某，男，12 岁，四川中路 243 号（益丰）。

初诊：1951 年 8 月 15 日。

病八日，欲喜叹息，口干淡，好引饮，思凉果饮食，垢下如紫酱，溲色显深黄，躁烦少寐，欲咳不畅，脉来滑数。证属伏邪暑湿重症，法当宣泄以利气、清化以解暑。

青蒿梗三钱，牛蒡子三钱，桑叶三钱；生紫菀钱半，白杏仁四钱，枳壳钱半；紫贝齿一两，连翘三钱，六一散（鲜荷叶一角同包）四钱；莱菔子（炒）五钱，保和丸（包）五钱；鲜芦根（去节）一两，枇杷叶（去毛，包）五片。

注：体温 40℃[①]。

二诊：1951 年 8 月 16 日。

病九日，热势早轻暮重。肺气得宣，故汗出甚畅。里热方炽，致舌垢尖绛。大便今日未行，小溲亦复不多。病势正在出入之间，千万慎护以防反复。

青蒿梗三钱，薄荷（后下）四分，桑叶三钱；白杏仁五钱，象贝五钱，枳壳钱半；莱菔子（炒）五钱，保和丸（包）五钱；车前子（包）四钱，泽泻三钱；枇杷叶（去毛，

---

① 原为 104 ℉，换算为摄氏度，下同。

包）五片，生紫贝齿七钱。

注: 体温早 37.2℃，午后 39.4℃。

三诊: 1951 年 8 月 17 日。

暑湿寒热旬日，脉来滑数，舌前半较化而根苔尚见黄厚。便行如糜，小溲深黄，肠间蕴热可知。急宜清化里热以涤肠垢。

青蒿梗三钱，淡芩三钱，赤芍三钱；连翘三钱，枳壳钱半，竹茹三钱；生紫贝齿一两，黑栀三钱；芦根（去节）一两，枇杷叶（去毛，包）五片；生米仁四钱，鲜荷梗一尺。

注: 体温上午 37.2℃，午后 38.9℃。

四诊: 1951 年 8 月 18 日。

伏邪暑湿病十一日，舌根尚垢，便行如黄糜，胃肠积蕴痰热，垢滞胶裹不化。当宣泄以利痰，清降以泄热。

青蒿梗三钱，淡芩（炒）钱半，桑叶三钱；象贝四钱，白杏仁四钱，枳壳钱半；生石决明一两，连翘三钱，滑石块四钱；芦根（去节）一两，枇杷叶（去毛，包）五片；生米仁五钱，鲜荷梗一尺。

注: 体温 37.2℃。

五诊: 1951 年 8 月 19 日。

暑湿病十二日，热得低减，而红疹密布，今日虽未更衣，而溲色转淡。幸哉！肠胃之垢滞见下于前，营热之暑疹得达于今，此乃邪达热退之出路也，宜再清解之。

桑叶三钱，丹皮三钱，连翘三钱；白杏仁四钱，枳壳钱半，竹茹三钱；生石决明一两，黑山栀三钱，鸡苏散（包）五钱；芦根（去节）一两，枇杷叶（去毛，包）五片；青蒿子（包）三钱，鲜荷梗一尺。

注：体温正常。

六诊：1951 年 8 月 20 日。

暑湿病十三日，夜来热势虽转式微，但舌根尚嫌浊腻。由于大便欲解不果，是以溲尚淡黄，瞬届两候，急须清化。

原金斛四钱，桑叶三钱，生丹皮三钱；竹茹三钱，花粉四钱，知母三钱；生石决明一两，连翘三钱，滑石块四钱；青蒿子（包）三钱，芦根（去节）一两；白杏仁五钱，枇杷叶（去毛，包）五片。

七诊：1951 年 8 月 21 日。

病经十四日，便闭三日，溲黄，半由热灼伤阴，半由余火犹炽，非承气证也。宜进以化热存阴为是。莫急！

原金斛四钱，青蒿子钱半，丹皮钱半；竹茹三钱，花粉四钱，知母钱半；生煅石决明各五钱，连翘三钱，六一散（包）四钱；白杏仁四钱，枇杷叶（去毛，包）五片；鲜荷梗尺许。

八诊：1951 年 8 月 22 日。

病十五日，表分得解，里热未净。舌根已清，颇思纳食，便行条粪，色亦转黄，小溲通利。仍宜化热存阴为旨。

原金斛（打，先煎）四钱，青蒿三钱，淡芩（炒）钱半；大竹叶三钱，花粉四钱，知母三钱；生煅石决明各五钱，连翘三钱，黑栀三钱；鲜芦根（去节）一两，枇杷叶（去毛，包）五片。

九诊：1951 年 8 月 26 日。

大凡甫得表解里清之后，三焦气化升降尚未融和。一时饮食稍一不慎，转运便易呆木，舌苔复转白腻，即其见端也。故病后当以病加于小愈为戒，希珍护之。

青蒿梗三钱，淡芩钱半，鸡苏散（包）五钱；白杏仁五钱，象贝五钱，青盐半夏钱半；陈皮（水炙）一钱，米仁五钱；赤苓三钱，泽泻三钱；枇杷叶（去毛，包）五片。

【按】孙某形体瘦削，湿热素重，中运乏力。积垢积食阻于肠道，暑湿垢滞郁结不发。藉下虫五十余条之机而病，是表里内外之暑湿郁热才得随而外达也。若口淡、渴引饮、思凉果、粪紫酱、溲深黄，皆湿滞郁结之征也。且好叹息者，尚是留邪欲求外泄之机。病经一候，正宜乘势宣化之。初诊宣肺利气以透暑邪，清热助运以泄湿热。二诊正值病机出入之时，似宜守前旨以观动静。三诊郁伏之暑邪渐见化解，而蕴蒸之湿热尚属深重，此时正宜予以清热化湿以荡涤之。四诊情景无大出入，应循前旨以进之。五诊热幸见减，而红疹盛布，所喜者神识清明，得邪达热透之境，当再清泄凉润以助宣发。无形之邪已有出路，有形之滞尚得下泄，唯体弱阴伤之质，当然非承气之证，乃师白虎、玉女之意，进以益阴清热之剂，使湿热得化则腑垢自下。六诊、七诊、八诊皆踵[①]前旨出入以治之，药后苔清纳醒、粪行成条。两候之疾，甫得由渐进入坦途。孰意饮食不慎，略见反复，虽则表解里清，而中气转输未复，可不慎乎？九诊稍事清理，又转平稳，乃嘱其善自珍摄，注意食养。越经旬日，病告全瘥。试观古人之所言"食复、劳复"，重戒深焉，安可忽乎？

---

① 踵：追随。

3. 湿邪寒热（热入血室）

曹某，女，19岁，石门二路154弄19号。

初诊：1954年2月11日。

昨宵陡然寒战发热，头痛脑胀，口腻咽哽，痰吐不利，腹中沃涩，便闭二日，小溲黄少，一身尽痛。正值隆冬奇冷，寒风外袭，继以劳乏，又阻痰滞，乃致内外表里一时失其宣通升降之机而病也。于法当辛散以达之。

防风钱半，前胡三钱，牛蒡三钱；生紫菀钱半，白杏仁五钱，白蒺藜四钱；青皮钱半，楂炭四钱，莱菔子（杵泥）四钱；泽泻三钱，秦艽（酒炒）三钱；马勃八分。

另：苏叶三钱，大豆卷四钱，桑枝（酒炒）一两，加入二煎中。

注：体温早37.8℃，晚38.9℃。

二诊：1954年2月12日。

头痛连及后颈，胸闷胁痛，骨节酸楚，便闭三日，小溲不多，舌苔厚腻，脉来滑数。外感痰滞交并为患，积倦劳乏，正在外透，应乘其势而宣达之。

大豆卷四钱，前胡三钱，防风钱半；生紫菀钱半，白杏仁五钱，象贝五钱；枳壳钱半，郁金一钱，姜半夏三钱；莱菔子（杵）五钱，保和丸（包）四钱，车前子（包）五钱；青葱管（后下）一尺，丝瓜络（酒炒）三钱。

注：体温早 35.4℃，晚 41.1℃。

三诊：1954 年 2 月 13 日。

头目不清，肋胀咽痛，口干舌黏，腑垢已通，小溲尚赤，可见风火痰热犹交并为患也。仍宜宗宣散之法以应之。

桑叶三钱，薄荷（后下）八分，前胡三钱；生紫菀钱半，白杏仁五钱，赤芍三钱；莱菔子包四钱，车前子（包）四钱；马勃八分，土贝（杵，包）四钱；桑枝一两，白蒺藜四钱；青葱管（后下）一尺，枇杷叶（去毛，包）五片。

注：体温早 35.2℃，晚 38.7℃。

四诊：1954 年 2 月 14 日。

晨起陡觉寒冷，继而渐转壮热，神昏呓语，腭碎龈浮，咽间作哽。昨晚癸水适来，量少而色黑，肋胀背酸而肢痛，大便两日未行，溲利。表邪将次化燥，营分已经受铄，肝气更易窜扰，热度每致反复，千万慎节寒暖饮食，急宜宗和解之法，俾可气调营和而渐趋稳定。

柴胡七分，前胡三钱；丹皮钱半，赤芍钱半；青皮钱半，制香附钱半；香豆豉（炒）三钱，黑山栀三钱；生丹参三钱，全瓜蒌五钱；象贝四钱，枇杷叶（去毛，包）五片。

注：体温早 38.9℃。

五诊：1954 年 2 月 15 日。

寒热五日，咽哽齦浮，癸水不多，少腹作胀，大便三日未行，溲利，唯肋胀背痛已减。在表之浮火犹炽，营分之伏热未化，当于疏肝调气之中佐以清营行瘀。

柴胡五分，前胡钱半；丹皮钱半，赤芍三钱；青皮钱半，制香附钱半；芫蔚子三钱，全瓜蒌（枳壳五分同打）七钱；僵蚕三钱，马勃八分；象贝四钱，枇杷叶（去毛，包）五片。

六诊：1954 年 2 月 16 日。

身热微微，经行正常，色泽转红，唯口苦齿痛，腰酸腿酸，皆营络气化不和之征。仍宜表里两解之。

薄荷（后下）八分，牛蒡三钱；生紫菀钱半，白杏仁五钱；僵蚕三钱，马勃八分；制香附钱半，延胡索三钱；秦艽（酒炒）钱半。

七诊：1954 年 2 月 17 日。

热解经净，留邪未清，有时腹中沃涩，便少溲利，当再化留邪、疏气机以治余波。

象贝四钱，宋半夏三钱；青皮钱半，广木香七分；莱菔子（杵，包）四钱，保和丸（包）四钱；牛蒡三钱，桑枝一两。

【按】隆冬冒严寒，劳乏积痰滞，两相交并，郁伏为患。猝见壮热，迫于上则头重脑胀、口黏咽哽，聚于下则腹中沃涩、便闭溲黄，急宜辛散疏解之旨以治表、徐图缓下之法以治里，以免顾此失彼。初诊辛温散发、化痰导滞，二剂时加苏叶、豆卷、桑枝，增其散发之力也。二诊宣透寒邪以解表、调和气机以导滞。三诊大便虽通而温邪、痰热未清，宜由渐转入辛散。四诊时经水猝来，昼日明了，夜则谵语，如见鬼状，此为热入血室之证，只须无犯胃气及上中二焦必自愈。故用一派疏气、化邪、行瘀之药为旨，师先圣仲景法小柴胡汤而加减之。柴胡配以前胡和里解表，包含升降开阖，乃可交相得益，丹皮、赤芍清营行瘀，青皮、香附调气解郁，香豆豉、黑山栀解烦化邪，丹参、瓜蒌行血润肠，象贝、枇杷叶肃肺化痰。五诊表邪虽解里犹未和，乃去豆豉、黑栀、丹参，加僵蚕、马勃以祛风消肿，茺蔚子、枳壳以调气宽胀。六诊余邪未净，尚宜清理。七诊化痰理气，和胃活络。总核症情，寒热虽仅一候，几见反复周折，良以劳乏之躯，既经壮热又值经临，营分郁热，气化窜扰，肋胀腹痛，神昏呓语。此时最虑热入血室，守定化邪、行瘀、调气，得其经行热去则邪热随之而解矣。缅怀先代所云，意义精密，贵在取精抉微而通其神，不必拘之于成观焉。

4. 暑温寒热

赵某，女，32岁。

初诊：1963年8月21日。

高热后低热不罢，于今两月余。有时尚见微冷，口淡，胸闷，纳呆，作呕，腹痛，便溏，溲黄，骨节疼痛，烦躁不宁，脉软弦滑数。暑湿痰滞阻遏气化，当宣导而疏解之，毋虑其虚也。

鸡苏散（鲜荷叶一角包）四钱，牛蒡三钱，赤芍三钱；白蔻仁（杵，后下）八分，枳壳钱半，姜半夏三钱；青皮钱半，莱菔子（炒）四钱，保和丸（包）四钱；生紫贝齿一两，连翘心三钱，泽泻二钱；白蒺藜四钱；桑枝一两。

二诊：1963年8月23日。

暑凉痰湿滞阻闭气化，病缠二月余，药后热净，诸恙均见好转，素体肝肿二指，更宜两顾治之。

鸡苏散（包）四钱，白蒺藜四钱，赤芍三钱；白杏仁（杵泥）四钱，枳壳钱半，姜半夏三钱；青皮钱半，煅瓦楞子（包）一两，沉香曲四钱；泽泻三钱，桑枝一两。

【按】高热虽罢，留邪未清，而暑湿痰滞相得为患，遂致热恋不解（低热 37.8℃上下）。邪遏气机乃使清阳之气不得生发，口淡、胸闷、纳呆、作呕、腹痛、便溏皆其征也。但得气机宣畅、留邪清解，则胸中之阴霾自散，所谓阳气散则营卫和、留邪解则病自除。初诊鸡苏散、荷叶、牛蒡、赤芍清散暑湿而解留恋之余邪，蔻仁、枳壳、姜半夏宣化痰气而消胸中之阴霾，赤芍、莱菔子、保和丸调气助运导滞，生紫贝齿、连翘心、泽泻平肝清心泻火，桑枝、白蒺藜祛风通络兼和营卫。服二剂即热罢病除，得力于阴霾消而营卫和也。暑湿寒热，缠绵二月，仅二剂得减，五剂霍然，诚易亦不易也。妙窍尽在邪解气通而已。

5. 湿温

欧某，男，6 岁。

初诊：9 月 7 日。

始初藉因肠胃不适而起，遂病上吐下泻，汗出淋漓，胸闷躁烦，得食不适，腹部膨胀，便行黑黏而少，溲下热赤而短，脉来不畅，身热不扬。病已四日，伏邪郁结，痰湿蕴蒸，气滞互阻，甚恐有猝然昏痉之虞，姑先事调达气化升降之机以应其所急。

苏叶四分，川连（姜汁炒）二分；鸡苏散（包）四钱，赤芍三钱；象贝四钱，宋半夏三钱；青皮钱半，保和丸（包）四钱；莱菔子四钱，车前子（包）四钱；鲜佛手钱半，生紫贝齿一两。

二诊：9月8日。

伏邪病五日，前投辛开苦降之剂，得食即吐较减。唯脉来仍不畅，咽间有痰声，胸闷躁烦，腹部膨胀，垢下臭秽，溲少短赤，上焦之气机稍见透泄，而中下之病情深伏。肝亢热重之质，而病此邪滞固结之重症，甚虑其热甚痉厥也。慎之！

鸡苏散（包）四钱，牛蒡三钱，赤芍三钱；生紫菀钱半，白杏仁四钱，枳壳钱半；青皮钱半，保和丸（包）五钱，莱菔子四钱；生紫贝齿一两，连翘心三钱，车前子（包）五钱；鲜芦根（去节）一两，通草一钱。

三诊：9月9日。

伏邪病六日，得食剧吐已止，汗出淋漓亦少，唯口干作咳，胸次尚闷，紫酱之宿垢虽得畅下，而腹部之膨胀未减，小溲黄少，脉来滑数。郁伏之邪虽见宣透，但仍然是邪湿痰滞凝结未清，正交一候，变端易之，必须宣发清泄为要。

青蒿子（包）二钱，桑叶三钱，牛蒡三钱；紫菀钱半，象贝五钱，枳壳钱半；青皮钱半，莱菔子（炒）四钱，保和丸（包）五钱；生紫贝齿一两，连翘三钱，滑石块（包）四钱；车前子（包）四钱，白茅根（去心）一两。

四诊：9月10日。

口渴引饮，齿垢唇焦，舌前半色绛，根苔尚黄垢，咳嗽而痰嘶，宿垢虽得连下甚多而酸臭气秽仍然，小溲尚黄。热郁阳明，宿垢未清，治宜清热化湿，佐以镇肝降火为法。

青蒿梗三钱，鸡苏散（鲜荷叶一角包）五钱，赤芍三钱；白杏仁五钱，象贝五钱，枳壳钱半；青皮钱半，莱菔子四钱，保和丸（包）五钱；生石决明一两，连翘心三钱，黑栀钱半；鲜芦根（去节）一两，枇杷叶（去毛，包）五片。

五诊：9月11日。

伏邪病八日，有痰声，好叹息，粪下色紫而转黑，溲行沉淀而转黄，渴引饮，思凉果，脉滑数。胃火肠热方炽，痰湿垢滞犹恋，洵伏邪之危候也，最虑液涸动风，猝形昏变。

原金斛（打）四钱，青蒿梗三钱，枯芩（炒）钱半；白杏仁五钱，枳壳钱半，竹茹三钱；莱菔子（炒）四钱，保和丸（包）四钱；车前子（包）五钱，通草一钱；生石决明一两，鲜芦根（去节）一两，鸡苏散（鲜荷叶一角包）四钱。

六诊：9月12日。

无形之邪由汗而解，有形之病得下而减。溲已转清，唯便尚紫酱，脉仍滑数，病势小有转机，而留邪尚未清澈，千万格外小心。古人有云：病加于小愈也。

原金斛（打，先煎）四钱，青蒿子（包）三钱，淡芩炭钱半；白杏仁五钱，象贝五钱，枳壳钱半；炙橘白一钱，米仁四钱；车前子（包）五钱，通草一钱；生石决明七钱，枇杷叶（去毛，包）五片，鸡苏散（鲜荷叶一角包）五钱。

七诊：9月13日。

壮热甫解，舌垢大化，偶有叹息，脉来滑数，知饥思食，粪如黑胶，秽臭不堪，小溲仍黄。表里上下之气化始通而胃肠之蕴热犹炽，仍须存阴清热，尤宜慎食少动，以防肠道溢血增变端，是为至要。

原金斛（打，先煎）五钱，青蒿梗三钱，炒淡芩钱半；连翘三钱，枳壳钱半，竹茹三钱；车前子（包）四钱，通草一钱；鲜芦根（去节）一两，枇杷叶（去毛，包）五片；生煅石决明各六钱，鲜荷梗尺许，六一散（炒银花钱半同包）四钱。

八诊：9月14日。

表热初解，积滞已下，唯舌中心尚有余垢不净，足证里热未清，便尚黑黏，小溲通利，瞬届两候，慎防反复。

原金斛（打，先煎）五钱，桑叶（水炒）钱半，丹皮（水炒）钱半；淡芩（炒）钱半，枳壳四分，竹茹三钱；生煅石决明各六钱，连翘钱半，车前子（包）五钱；鲜芦根（去节）一两，枇杷叶（去毛，包）五片；六一散（炒银花钱半同包）四钱。

九诊：9月15日。

口中和，纳渐醒，唯粪下尚略带黑黏，里热未清之象也，当再清润而化解之。

原金斛（打，先煎）四钱，青蒿子二钱，炒淡芩钱半；青盐半夏钱半，川贝（杵，包）二钱，竹茹钱半；煅石决明七钱，车前子（包）四钱，六一散（炒银花钱半同包）四钱；鲜荷梗尺许，鲜芦根（去节）一两。

【按】长夏之际，既易炎暑外逼，又易湿滞内阻，每使人上下表里之气阻遏不宣，非潮热、胸闷、口黏、作噫，即脘腹膨胀、神蒙困乏，于法当芳香化浊、宣泄透邪；且稚儿每多溺爱，易于任性，喜食便多食，好凉便多凉，医人之言逆耳，家长之语顺从，致病之危恒由于此，不知幼质之脆弱、痰滞之弥满。力求其通犹虑不及，而况夏暑患病气滞难运，肠胃通调才可舒适。若不加慎，病受至易，非阴伤热恋即液涸昏变，可不慎乎？要知暑湿与痰滞结合，最易蒙蔽清阳、阻碍气化，升降之机违常，疾病之扰顿起，故治旨以通为急。初诊主以苏叶、黄连，取其辛开苦降之味而轻宣之，使气通而浊降，乃得止其吐。余则化痰滞、清湿热，但使郁伏之邪得以透达、蕴结之热得由外泄。若或迟误病机，易召痉厥，故当急谋之。其紫菀、杏仁、枳壳宣肺气，既有助于达邪，又有助于泄热；而连翘心、鲜芦根、白茅根等清热生津，既有裨于化邪，又有利于泻火。二诊、三诊、四诊悉本是旨以立方。五诊胃火肠热交炽，痰湿积滞互结，正伏邪病势猖狂之时，甚恐液涸动风，猝然昏变，当与以原金斛、青蒿梗、炒淡芩养肠胃之津液、除蕴积之伏热，白杏仁、枳壳、竹茹畅肺气、清痰热，莱菔子、保和丸消积滞、助运化，车前子、通草通水道、利湿热，鲜芦根、鸡苏散、荷叶解暑湿、化留邪，生石决明、连翘镇肝清心以息虚风。迨至宿垢畅下，症情渐得转机，唯嫌粪下未干，尚是湿热未清之证也。良以湿性最黏韧，必须脏垢余热清澈，方可无贻留之患。嗣后四诊均宗此意而增损之，以其燥屎为湿净之据也。再事调养半月即见健复，其老父深感之至，赠余"金匮秘传"四字以为纪念。姑志于此，以征彼盛意之可感也，殊不知治病救人为吾侪医者之本责焉。

6. 暑湿寒热

夏某，男，23岁，汉口路115号307室。

初诊：1963年7月1日。

暑热上受，寒热交作，痰滞中宫，运化迟钝，乃见口淡、纳呆而不知饥、神疲倦怠而腰脊痛、溲色不清、大便尚通，姑先从芳香化浊以宣达气机。

苏梗三钱，前胡三钱，佩兰（后下）三钱；越鞠丸（包）四钱，枳壳钱半，姜半夏三钱；范志曲（包）四钱，保和丸（包）四钱，焦米仁四钱；车前子（包）四钱，粉萆薢四钱，鸡苏散（包）四钱；白蒺藜四钱，金毛脊四钱。

二诊：1963年7月2日。

暑凉郁伏，湿滞胶固，引起恶寒壮热、舌苔薄白、胸次作闷、少腹膨胀，幸二便尚通，当再于宣达之中佐以理气导滞。

苏梗三钱，前胡三钱，佩兰（后下）三钱；生紫菀钱半，白杏仁四钱，枳壳钱半；青皮钱半，广木香一钱；六曲（包）四钱，楂炭三钱；莱菔子四钱，白蒺藜四钱；鸡苏散（包）四钱，车前子（包）四钱。

三诊：1963年7月4日。

暑凉湿滞，积伏过多，虽有出路，尚觉烦闷。芳香化浊、分利湿热乃良计也。

苏梗三钱，枳壳钱半，郁金一钱；白豆蔻（杵，后下）八分，白杏仁四钱，姜半夏三钱；姜川朴一钱，范志曲（包）四钱；青皮钱半，广木香一钱；车前子（包）四钱，鸡苏散（包）四钱，藿香正气丸（包）四钱。

四诊：1963年7月6日。

表解里未和，仍然气机不畅，故上则口淡不饥、下则便艰溲黄。至于舌苔化而不净，腰脊痛而作酸，尚是湿热痹阻而未清之证。当再予以化湿和络、调气助运之法以清理之。

六曲（包）四钱，宋半夏三钱；白蔻仁（杵，后下）八分，枳壳钱半；青皮钱半，保和丸（包）四钱；莱菔子四钱，泽泻三钱；金毛脊四钱，粉草薢四钱，桑枝（酒炒）一两。

【按】夏君因暑凉互受，湿滞交阻，乃致引起恶寒壮热。中运不化则纳呆而不饥，清阳阻遏则神疲而倦怠。辛二便尚通，里无热结之征，邪有外泄之路。宜先事透邪化湿，力图宣达气机。故初诊用苏梗、前胡、佩兰芳香辛散以祛邪，越鞠丸、枳壳、姜半夏香燥理气以化湿，范志曲、保和丸、焦米仁助运化湿以祛滞，车前子、粉草薢、鸡苏散渗下焦之湿热，金毛脊、白蒺藜逐腰腿之风湿。二诊在前旨中佐以理气导滞，使暑湿无瘀聚之地，良以湿性黏腻，最虑胶裹不化，每易迁延缠绵，当乘势清澈为宜。三诊乃芳香化湿、淡渗利湿、上下分消之旨，苏梗、枳壳、郁金调气开郁，白蔻仁、白杏仁、姜半夏行气化湿，姜川朴、范志曲散脾胃之湿滞，青皮、木香调腹部之气分，车前子、鸡苏散淡渗暑湿，藿香正气丸化邪宣气。四诊表解而里未清，为善后计，再予以化湿助运、调气和络以清理之，乃得向愈。大凡治暑湿寒热之证，不外乎邪湿痰滞阻痹气机而为病也，故宜首先宣达其无形之邪，再谋化解其有形之滞。

7. 时感风毒

辛某，男，36 岁。

初诊：1962 年 12 月 12 日。

腮肿焮热作胀，连及头部，咽间痰堵，牙根红肿，启闭不利，便少溲利。风火交炽夹痰热而上扰也，宜散不宜遏，今擅自反治之，安得不助长其势耶？当然以泄风消肿、化痰和络为因势利导之法也。

牛蒡三钱，白蒺藜四钱，赤芍三钱；生紫菀钱半，白杏仁（杵泥）四钱，枳壳钱半；僵蚕三钱，马勃八分，飞中白（包）二钱；莱菔子四钱，保和丸（包）四钱，泽泻三钱；桑枝一两，丝瓜络三钱。

另：金锁玉匙散三分频频搽牙龈。

二诊：1962 年 12 月 15 日。

原牙关之紧，风痹络阻也，故形启闭不利，引起腮部焮热作胀。药后风散则络舒，络舒则气行痰化而肿消矣。仍宜泄风化痰以舒络。

薄荷（后下）八分，白蒺藜四钱，赤芍三钱；生紫菀钱半，白杏仁四钱，枳壳钱半；僵蚕三钱，马勃八分，丝瓜络三钱；莱菔子四钱，保和丸（包）四钱，泽泻三钱；桑枝一两，秦艽钱半。

三诊：1962 年 12 月 18 日。

腮肿药后欣得渐次消释，牙关较舒而络分拘紧未尽，仍宜泄络分之余风以绝根株。

牛蒡三钱，白蒺藜四钱，赤芍三钱；生紫菀钱半，白杏仁四钱，枳壳钱半；僵蚕三钱，马勃八分；钩勾（后下）三钱，丝瓜络三钱；桑枝一两，秦艽钱半。

【按】风火外袭，夹痰热而上扰，结于阳明之络，发为腮肿，有类痄腮也。波及头部连及牙根，胀肿作痛。良以风者善行而数变，宜散不宜遏，遏之则转形肿胀，此当然之定理，亦情势所必然也。辛某自觉燃热作痛，擅自用药外敷之，肿势尤猛，此时而谋补救之术，只有在泄化之中求其通而达于消释也。初诊予以牛蒡、白蒺藜、赤芍散风火，紫菀、杏仁、枳壳畅肺气，僵蚕、马勃、飞中白消肿胀，莱菔子、保和丸、泽泻化痰滞，桑枝、丝瓜络活血和络，外用金锁玉匙散擦牙根以消肿。二诊、三诊本此旨略事加减以进之，外泄风火，内清痰热，在辛散清解之中以希络和而消释也。连投九剂，肿胀全消，启闭得利，可知宣法之达邪获效之神妙也。

8. 咳嗽

魏某，女，53岁，南京西路1451弄20号。

初诊：1963年3月11日。

冬温春发之时，日夜咳嗽不已，缠绵月余之久，形色瘦弱，气急痰沫，胸肋尽痛，纳食式微，便通溲黄，舌光少津，脉软而弦。积热蒸痰，久咳阴伤，肺失清润，气火升逆，急宜清肃肺金以平气止咳。

干桑叶（焙，包）三钱，黑元参钱半；甜杏仁四钱，川贝母（杵，包）二钱；生蛤壳一两，白前二钱；旋覆花（包）二钱，冬瓜子五钱；丝瓜络（带子）三钱，竹茹三钱；白蒺藜四钱，赤芍三钱；通草一钱。

二诊：1963年3月15日。

阴耗液伤，舌光无苔，气急痰沫，两肋引痛，脉来软弦，幸咳嗽渐减，胃纳较醒，仍宜清肺养阴以希早日咳止。

桑白皮（蜜炙）钱半，北沙参四钱，天冬二钱；甜杏仁四钱，川贝（杵，包）二钱，瓜蒌皮四钱；旋覆花（包）二钱，白前二钱；冬瓜子五钱，丝瓜络三钱；马兜铃（蜜炙）七分，海蛤粉（包）一两，鲜竹沥（另姜汁七滴冲）一两。

【按】该病正剧于冬温寒热之后，乃以留邪未清、调养失宜，才致咳延经月；且素质本已阴薄，感病更见耗伤，久咳震荡殊非宜也。阴亏则络热，热甚则液聚，液聚则蒸痰，痰瘀则气阻，此咳嗽、痰滞、气急、肋痛必然之象也。脉来弦软，阴薄肝亢也；溲下色黄，里热未清也；纳食不旺，土德不及也。初诊焙干桑叶、黑元参，取铁铃桑叶[①]之意而

---

① 铁铃桑叶：冬桑叶。

焙之，和入元参以清肺敛汗，甜杏仁、川贝为润肺化痰，生蛤壳、白前平气止咳，旋覆花、冬瓜子散郁润肺，丝瓜络、竹茹清热和络，白蒺藜、赤芍泄风和营，通草导肺气以行水。二诊乃转入益肺阴以润燥，化痰热以平气，润之得流畅之道，化之无壅塞之患，肺润气通则清气之令得行。调理半月，诸恙平稳，尽在清燥润肺、宣气化痰之中得其通之功夫耳。总之，治体虚者久咳，益阴为先，而清热为尤要。热清则痰化，痰化则气平，气平则咳遂自已。若偏补于早，甚易恋邪淹缠而成怯也。先哲洄溪言"吐血不死，咳嗽必死"，寓至理焉。

9. 间日疟

章某，男，20岁，淮安路195弄3号。

初诊：1963年9月5日。

经检查为间日疟。往来寒热，热多寒少，口淡腹鸣，得食作吐，便通溲黄。暑湿痰滞，积伏深远，亟宜宣化透达。

苏梗（带叶）三钱，前胡三钱，佩兰（后下）三钱；白蔻仁（杵，后下）八分，枳壳钱半，姜半夏三钱；青皮钱半，六曲（包）三钱，楂炭三钱；焦米仁四钱，莱菔子四钱，车前子（包）四钱；六一散（荷叶一角包）四钱，泽泻三钱。

二诊：1963年9月8日。

药后寒热已罢。口淡干黏，便少溲黄，营卫和而痰湿未化之象也。

白杏仁（杵泥）四钱，姜半夏三钱；白蔻仁（杵，后下）八分，枳壳钱半；青皮钱半，楂炭三钱；莱菔子（杵）四钱，车前子（包）四钱；赤芍三钱，佩兰（后下）三钱，鸡苏散（包）四钱。

【按】疟间日而作者，为邪伏之深也。时值暑湿之令，痰湿困阻，时邪与痰湿蕴结而积伏，往往气血随之运行而休作。往来寒热、发如疟状、口淡腹鸣、得食作吐，皆痰湿壅滞之征。治宜宣化痰湿，透达留邪。苏梗、前胡、佩兰辛散透发以祛时邪，白蔻仁、枳壳、姜半夏宣气化痰以畅肺气，青皮、六曲、楂炭调气助运以开中宫，车前子、莱菔子、焦米仁利湿导滞通达下焦，六一散、荷叶、泽泻清暑热而外泄。要在调畅三焦之气机，痰湿化则邪自解。药三剂后，寒热得止，唯痰湿未净，故在二诊中重在宣化痰湿而兼和营卫，邪解则自愈。章某之疾，经某医院检定为间日疟，已发三期，吾乃本宣化痰湿、调达三焦之旨而得效也。若常山、草果截疟之药本不相宜，无他，乃得力于吾求通之旨耳。

10. 积饮作喘

弓某，女，71 岁，愚国路 361 弄 54 号。

初诊：1964 年 2 月 20 日。

喘根年余，咳嗽气急，咽间痰嘶，口干肋痛，腹痛少寐，平素嗜饮。积饮蒸痰，积痰蒸热，法当化痰逐饮以平咳逆。

桑叶三钱，款冬花（蜜炙）三钱，白杏仁四钱；炙紫菀一钱，枳壳钱半，竹茹三钱；旋覆花（包）二钱，生蛤壳一两，白石英（煅）四钱；陈皮钱半，茯苓四钱，米仁四钱；远志肉钱半，乌药钱半。

二诊：1964 年 2 月 24 日。

药后肋痛、腹痛见减，唯积饮之躯痰聚热重，舌黄口黏，咳嗽痰沫，呼吸急促，法宜清肺以化痰、平气以止咳。

桑叶三钱，款冬花（蜜炙）三钱，白杏仁四钱；炙紫菀一钱，枳壳钱半，桔梗七分；旋覆花（包）二钱，代赭石（煅）三钱，沉香屑（后下）四分；冬瓜子五钱，竹茹三钱，竹沥夏三钱；保和丸（包）四钱，乌药钱半。

三诊：1964 年 2 月 29 日。

痰声已平，气急亦减，里热未清，咳嗽尚多，舌苔黄腻。积久之病，宜从缓治，伴以表、攻、补三法以治之。

表：桑叶三钱，薄荷（后下）八分，炙紫菀一钱；白杏仁四钱，枳壳钱半，竹沥夏三钱；旋覆花（包）二钱，生蛤壳一两，白前三钱；炙橘白钱半，保和丸（包）四钱；通草一钱，枇杷叶（去毛，包）五片。

攻：四一定喘粉一料。

远志肉五钱，陈胆星五钱；杏仁霜、川贝合五钱；炙橘白五钱，竹沥夏一两；白前六钱，僵蚕五钱。

共研细末，分41包，每包一钱，日服1包，分早晚2次开水调服。

补：参苓白术丸三钱，资生丸三钱。间日轮流开水送吞，连连服之，外感暂停。

四诊：1964年3月5日。

咳已喘定，痰浊尚多，口干舌黄，咽间作痒，法当清肺以理痰浊。

桑叶三钱，薄荷（后下）八分；炙紫菀一钱，白杏仁四钱；炙橘白一钱，竹茹三钱；生蛤壳一两五钱，白前三钱；通草一钱，枇杷叶（去毛，包）五片；雪梨皮一只，芦根（去节）一两。

【按】哮喘，顽疾也。反复发作，缠绵不已。近世以来，其属于温热性者比比皆是，咳发必阵作不已，尤以寐醒为甚，额汗，咳逆。弓某之哮喘，近乎温热性而又夹痰饮者。盖嗜饮之人，蕴热积痰之果也，应于清平疏泄之中佐以温化痰浊。初诊桑叶、款冬、杏仁温润肺金，紫菀、枳壳、竹茹宣肺止咳，旋覆花、生蛤壳、白石英平气降痰，陈皮、米仁、茯苓化湿消饮，远志、乌药疏运痰气。二诊循前旨以治之，上宣肺金，下降逆气，中清痰热，上宣下达则咳逆渐平。三诊咳逆渐趋平定，乃宗吾表、攻、补三法以应之。表，祛邪；攻，化痰；补，培元。祛其邪则痰自平，痰得平则身自健，身健则痰不生，情属相因而来，故宜并筹兼顾之。四诊化积伏之痰浊、清留恋之余热。其后复服攻补二剂，为健身抗疾之计。迄今月余，非但喘咳未见复发，而本体亦日转健旺，苟得善自慎护，永绝沉疴，亦属不难焉。

11. 喘伤同病

朱某，女，53岁，新闸路1039弄20号。

初诊：1964年3月29日。

八年前压伤肩臂腰背，旧病触发，疼痛酸楚，动作不便，左臂尤剧，不能高举；况兼病痰喘，咳逆不已。积虚之体，两病交加，险何如之？当在活血和络之中权衡其轻重，而辅以宣肺定喘之旨以进之。

全当归三钱，赤芍三钱，金毛脊四钱；炙紫菀钱半，白杏仁四钱，冬瓜子五钱；杜仲钱半，川断三钱；桑枝一两，丝瓜络三钱。

二诊：1964 年 4 月 5 日。

宿伤甫得稍见转机，而痰喘痼疾尚甚，左臂依然不能高举。际此两病纠缠之时，非急速双管并下不足解其厄。

全当归三钱，赤芍三钱，金毛脊四钱；白杏仁四钱，冬瓜子五钱，炙紫菀一钱；旋覆花（包）二钱，生蛤壳一两，白前三钱；杜仲钱半，川断四钱；丝瓜络三钱，桑枝（酒炒）一两。

三诊：1964 年 4 月 12 日。

药后左臂已能高举，唯咳尚不净，仍宗前旨为治。前方加桑寄生五钱。另：川、象贝粉各二钱，分 10 包，咳甚时开水调服 1 包。

四诊：1964 年 4 月 19 日。

左臂已能高举，活动日见便利。咳逆已平，偶有呛痰。本养血活络、平气化痰之法而治之，可刻期而愈也。

全当归三钱，赤芍三钱，金毛脊四钱；炙紫菀一钱，白杏仁四钱，冬瓜子五钱；旋覆花（包）二钱，生蛤壳一两，白前三钱；川断三钱，桑寄生五钱，粉草薢四钱；桑枝一两，丝瓜络三钱。

【按】外伤之疾虽伤在肢体，却系于气血之通塞。朱某因一时之劳累触发八年之宿伤，腰脊肩臂疼痛酸楚，而左臂尤甚。病根久远，体力素虚，寒邪袭络，久有痰喘，更宜两顾。其实症态虽为二而情况则一，有相通之机，有相引之用。痰利则络和，气顺则咳缓，故得有同时并解之遇。而以全当归、赤芍、金毛脊养血活血，祛风逐湿也；炙紫菀、白杏仁、冬瓜子宣肺润肺，化痰热也；杜仲、川断、桑寄生培补肝肾以健筋骨；桑枝、丝瓜络，利关节以通筋络；旋覆花、生蛤壳、白前，平气降痰浊，参差施用。四诊守定方旨药服 20 剂，竟得伤喘并愈，而左臂亦可屈伸随意，旁者蓦忽而又惊奇之，谓平凡之药剂而得愈交病之喘伤，言下莫测高深。此无他，未加审察耳。盖肺朝百脉而主气，肺气宣则痰化而气平足以定喘，气和则血行而络和足以治伤。伤也，喘也，自可随平淡之药性而已显现其通之作用，未便与蛮补猛攻者所可比拟也。

12. 喘咳宿伤同病

潘某，女，36岁，海南路97号。

初诊：1963年11月6日。

喘根十五年，每于夜来寐醒阵咳，气急痰嘶，兼之肋部宿伤作痛，便艰溲利。痰热壅滞，络气失和。于法当清宣泄化，以求气通络和也。

桑叶三钱，薄荷（后下）八分；炙紫菀钱半，白杏仁四钱；白芥子钱半，莱菔子（炒）四钱；丝瓜络三钱，青葱管（后下）一尺；生蛤壳一两，白前三钱；旋覆花（包）二钱，冬瓜子五钱。

二诊：1963年11月9日。

腑垢得通，气逆较平，肋痛锐减，唯晨起阵咳，咽间痰嘶。仍宗前旨以进之，前方加保和丸（包）四钱，枇杷叶（去毛，包）五片。

三诊：1963年11月12日。

喘家宜于感触时邪，先必鼻塞目胀多嚏，此乃风火煽铄，法宜泄降。

苍耳子钱半，薄荷（后下）八分；桑叶三钱，杭菊二钱；煅石决明五钱，生蛤壳五钱；冬瓜子五钱，丝瓜络三钱；通草一钱，枇杷叶（去毛，包）五片。

另：川、象贝粉各二钱，分 10 包，咳甚时开水调服
1 包。

四诊：1963 年 11 月 14 日。

风邪甚易引起喘咳，又值经至，所下甚少，腹痛时作，
急宜宣肺调气行瘀。

苏梗三钱，生紫菀钱半，白杏仁四钱；冬瓜皮七
钱，生米仁五钱，车前子（包）四钱；生丹参三钱，茺蔚
子（生）三钱，泽兰三钱；白蒺藜四钱，乌药钱半，佛手
一钱。

五诊：1963 年 11 月 16 日。

浊阴下泄，阳易上越，因此头痛心荡，兼之痰湿涌滞，
则见胸闷口黏，唯面浮得减。证属肺失清肃、肝气升逆，
法当两顾。

杏仁泥五钱，枳壳钱半；远志肉钱半，抱木神四钱；
车前子（包）四钱，泽泻三钱；冬瓜皮五钱，生米仁四钱；
白蒺藜四钱，煅珍珠母一两；保和丸（包）四钱，桑枝
一两。

另：川、象贝粉各二钱，分 10 包，咳甚时开水调服
1 包。

【按】喘病缠绵积年，宿伤身负日久，体力困乏，图治

不易。潘女为丰腴之躯，而积痰聚热致病喘十有五年矣，乃因失足坠楼撞上胸肋，骨骼不和，痰气益形不利。加之素病哮喘，屡治罔效。苦痛之深，日夜焦虑。病因虽二，症情合一，尽由于痰以气阻、气以痰凝。肺金之痰宜豁，而脉络之痰尤宜宣通。痰得通则肺气自宣，而脉络之气亦随之流畅。喘咳定、肋痛止，必然之效也。初诊宣肺化痰以平气，行气通络以定痛。白芥子者，藉以温通脉络凝聚之痰，药后肋痛自然锐减。二诊进以助运化、清肺金，加保和丸、枇杷叶。四诊正值经至则更须两顾治之。肥盛之躯，素质肝旺痰多，气火易于偏胜，痰气易致凝聚，况月事过多，阴气下陷则阳易上越，当然应疏气行痰以应之。五诊宣肺疏肝，以期豁痰调气，痰得化则气自平而肋痛亦止。故医者贵在治其病之本，源通则流长，粮肥则叶茂，同一例也。若或枝枝节节而为之，势必致病痛纠缠而无以解其危矣。

13. 脚湿气上冲作喘

陶某，男，41岁，大场淠溪公社。

初诊：1963年11月19日。

喘病起已三个月，由于擅自阻遏脚癣所致。陡起喘咳气急，痰声辘辘，两肋引痛。湿与热结，痰因气阻，由是湿热上泛，气火升逆，痰随气涌，情势险恶，非急速上宣下达不足以解其危。

牛膝钱半，车前子（包）四钱，泽泻三钱；生紫菀钱半，白杏仁四钱，枳壳钱半；旋覆花（包）二钱，苏子钱半，白前三钱；莱菔子（炒）四钱，保和丸（包）四钱；冬瓜皮五钱，生米仁四钱；丝瓜络三钱，青葱管（后下）一尺。

二诊：1963 年 11 月 27 日。

前投降气化湿三剂，吐痰甚多，喘咳乃减，仍宜循前旨以进之。

旋覆花（包）二钱，代赭石（煅）三钱；苏子二钱，白前三钱；白杏仁四钱，枳壳钱半；冬瓜子五钱，莱菔子四钱；沉香曲（包）四钱，保和丸（包）四钱；桑枝一两，丝瓜络三钱。

三诊：1963 年 12 月 4 日。

喘咳三月余，脚湿气虽已渐降，而肺家痰浊尚未得化，咳痰气急仍然，而且心跳少寐。当再专力治之，法宜温宣以化痰、降气以定喘。

桑叶三钱，款冬花（蜜炙）三钱，白杏仁四钱；炒枣仁三钱，远志肉钱半，竹沥夏三钱；旋覆花（包）二钱，代赭石（煅）三钱，白前二钱；冬瓜子五钱，莱菔子四钱；银杏肉（重打，冲）三枚，保和丸（包）四钱，车前子（包）四钱。

四诊：1963年12月18日。

药后喘减咳平，唯心跳少寐依然，宜宗吾表、攻、补三法以调治之。

表：桑叶三钱，款冬花（蜜炙）三钱，白杏仁四钱；炒枣仁三钱，远志肉钱半，茯神（朱拌）四钱；旋覆花（包）二钱，代赭石（煅）三钱；生蛤壳一两，白前三钱；冬瓜子五钱，车前子（包）四钱；桑枝一两，胡桃肉（打，冲）七钱，金毛脊四钱。

攻：四一定喘粉一料。

炒枣仁三钱，远志肉钱半；枳壳钱半，桔梗五分；杏仁霜五钱，川象贝各五钱；白前二钱，僵蚕四钱；保和丸四钱，竹沥夏一两。

共研细末，分41包，每包一钱，日服1包，分早晚2次开水调服。

补：资生丸三钱，每日开水送吞，连连服之。外感暂停。

【按】哮喘之疾，发于阻遏脚癣而致者，类于脚气上冲也。是病宜于下行为顺，而升于上者逆也。故情势急迫，非急求湿热下行之出路不可也。病属小恙，而转变为剧证，可见不可盲目治疗。今陶某始而遏之，乃致下焦湿热无外泄之机，上焦痰浊成涌塞之病，证象甚属危险。初诊牛膝、车前子、泽泻导湿以下行，紫菀、杏仁、枳壳宣肺气以平咳，旋覆花、苏子、白前降气化痰，莱菔子、保和丸助运导滞，冬瓜皮、生米仁化湿退肿，丝瓜络、青葱管和络止痛，药后喘咳得减。二诊稍有转机，无大出入，乃循旧旨以进之。三诊脚湿气虽渐得下降，气分尚逆，乃痰浊胶固，应专力治之，以宣肺化痰、平气定喘为旨。四诊咳喘较平，乃宗吾表、攻、补三法以应之。表方桑叶、款冬、杏仁温润肺金以化痰饮，枣仁、远志、茯神宣化痰气以安心神，旋覆花、代赭石散结降浊，蛤壳、白前降痰平气，冬瓜子、车前子利水渗湿，胡桃肉、金毛脊补肾纳气，桑枝则祛风利水。攻方化痰，补方健脾，循序联合应用，喘咳日渐平定，四个月来并未发作。良以哮喘虽常见，而发于脚湿气之阻遏殊不相宜也。是以医之术在变在通，未可拘之于成法而招致偾事焉。

14. 头痛（一）

张某，女，56岁，局门路46弄11号。

初诊：1964 年 1 月 31 日。

颠顶之上，外受风雨之侵凌，内因恼怒之冲激，头痛辄作，遍请医治，病缠三年，波及项背，抽痛不已。脉来弦促而数，似有风火动荡之貌，非重剂泄其伏风，何以戢其病势耶？

羌活一钱，白蒺藜四钱，防风钱半；白杏仁四钱，枳壳钱半，赤芍三钱；陈皮钱半，米仁四钱；泽泻三钱，桑枝一两；秦艽钱半，丝瓜络三钱；金毛脊四钱，粉萆薢四钱。

二诊：1964 年 2 月 7 日。

头痛三年，药后虽见得减，周身忽见痛如针刺，此乃凝结之风邪得以溃散，而营卫之气血因以不和，急当泄风通络以调营气。

桑叶三钱，杭菊二钱，钩勾（后下）三钱；白杏仁四钱，枳壳钱半，宋半夏三钱；陈皮钱半，米仁四钱；保和丸（包）四钱，泽泻三钱；桑枝一两，丝瓜络三钱；赤芍三钱，金毛脊四钱；白蒺藜四钱，蔓荆子三钱。

【按】颠顶之上，唯风可到，或因外风之侵凌，或因内风之潜伏。风鼓气壅，气壅血凝，络气失于流通，安得不病而淹缠耶？张氏曰：必凌晨起身，冒寒风，蒙霜露，日积月累，受病实多。加之素性急躁，本已肝木偏亢，遂得表里之风火交并而为病。其势鸱张，一时不易遏止。火藉风狂，风以火窜，固结不解。历经三年，未得稍瘥，其苦万状。窃思久病之躯，随变随盛，势所不免，入手径以辛温泄风以挫其威，继转辛凉清解以缓其势。真所谓可剿则剿之、可抚则抚之，均在瞬息之变化耳。故古人喻医者之用药如用兵，即此旨也。若初诊之用羌、防，二诊之用桑、菊、钩，温凉轻重先后之间，不容稍忽。倘拘执久病无实、暴病无虚之语，则势必仍蹈因循复因循之故辙矣。其他则不外乎就其现实之病情而策应之，如杏仁、枳壳宣肺以调气化，陈皮、米仁以利气渗湿，桑枝、丝瓜络以祛风和络。药后头痛锐减，日渐好转，调治半月，病祛体健。总之，为治病之计，当随其病机之变化而应付之。古人言"能与人规矩，不能使人巧"，亦即变化在心之理也。理得其通，则治效获矣。

15. 头痛（二）

殷某，女，45 岁，四川北路 2581 号 4 楼 5 室。

初诊：1958 年 7 月 14 日。

头痛八年，其苦甚矣。每至痛连颠顶，得冷较舒，遇热则剧。良以肝亢则火升，火升则痰涌，故又见脑中鸣响、目花而口干，亟宜以苦寒折其浮游之火，但应辅以升清阳而开郁。

龙胆泻肝丸（包）三钱，丹皮三钱；杭甘菊二钱，灵磁石（先煎）四钱；白蒺藜四钱，钩勾（后下）三钱；竹沥夏三钱，瓜蒌皮四钱；连翘心三钱，黛灯心五分。

二诊：1958 年 7 月 20 日。

八年头痛甫得好转，乃以升清阳而开诸郁，则气血阴阳得其交通而无偏胜之患矣。宗前旨以治之。

前方去连翘心；加黑山栀三钱，芦根（去节）一两。

三诊：1958 年 7 月 24 日。

头痛果得锐减，而余烬未熄。故一遇躁烦仍见引痛，此时只宜清降气火，待其再得进展，方可策划本根之治法。于是进以酒芩之清脑热、荷梗之升清阳最为得计。

前方加酒炒淡芩二钱，荷梗一尺。

四诊：1958 年 8 月 2 日。

历投开郁热、清肝火之剂，八年之头痛得以告全绩。特病去而阴未复，何以杜绝其根? 当谋之于益阴潜阳。

大生地四钱，黑元参（盐水炒）四钱；煅珍珠母一两，杭甘菊二钱；淡芩（酒炒）钱半，朱灯心五分；白芍三钱，料豆衣四钱。

【按】殷氏之头痛八年，服止头痛粉年亦如之，始初神其效，积久而服之则失其能，淹缠痛苦，一筹莫展。今究其头痛之情，得冷则缓，遇热则甚，宁静较安，躁烦则剧，且目昏而脑响，兼有口干，皆因病致病之象。既非颠顶之上唯风可到之病，又非单独苦寒下降所能治，必须参合气升郁降之旨以治之，亦类乎"火郁发之"之意。要知郁降则热泄，而气血阴阳得以交通，则头痛岂仅苦降寒凉所得疗治耶？故吾对龙胆泻肝丸之用非仅以疏肝为要，而以丹溪气生郁降之旨为尤要。丹溪有言"诸经气郁亦能头痛"，又云"气升则郁自降"，得于通阴阳之理也。故方用龙胆泻肝丸寓有升气之柴胡以解热郁也。至于初诊龙胆泻肝丸、丹皮乃升阳以解脑之郁热，杭菊、磁石息风平肝，白蒺藜、钩勾专祛内风，瓜蒌皮、白杏仁润肺豁痰，连翘心、黛灯心泻心降火。二诊去连翘心，加黑栀、芦根清泄三焦之火。三诊加淡芩、荷梗清脑热，升清阳。节节进击，顽痰告平。然而火虽得泄而阴尚未复，水火安得相济？四诊乃专力益阴潜阳、养肝清心以善其后，乃告全功。

16. 眩晕（一）

刘某，女，59岁，武定路239弄13号。

初诊：1963年9月13日。

头眩目花，眩晕欲仆，口淡作恶，喜静默恶躁烦，气火时而上顶、时而下注，此乃肝阳夹痰浊窜扰为患也。当平肝火、化痰浊以镇气逆。

煅代赭石三钱，煅瓦楞粉（包）五钱；盐半夏三钱，煨天麻八分；炙橘白钱半，枳壳钱半；生米仁四钱，炒谷芽五钱；黛灯心五分，泽泻三钱。

【按】昔贤尝云"无痰不作眩"，是眩晕之作率多病于痰。痰之为患每因于气滞而被阻，气滞而被阻则运迟而蒸热，热甚则火旺而窜扰，是以诸怪之病无不起于痰，眩晕之作亦基于此。原痰已为气升，故化痰不如降气，气降则痰浊自下而清气上升。眩晕者，清浊违常也。刘某之眩晕，夹痰浊升逆而为病也。于法当降火以下痰浊、清心火以泄炎威。药用煅代赭石、煅瓦楞粉平肝镇逆以降气火，盐半夏、煨天麻和胃化痰以定眩晕，橘白、枳壳利气下痰，生米仁、焦谷芽助运化湿，泽泻、黛灯心导火下行。议者虑其虚，以元参、鳖甲、白芍为宜，窃意为未尽然也。当先事降气下痰之急，再作潜阳清火之计，若先后虚实失措，势必至浓其痰浊而重其眩晕，何异南辕北辙之情耶？方仅三剂，清升浊降，七阅月来安然无恙。陡于今春四月间，因怒动肝，诱发一度，赶服珍藏旧方，立即霍然。可见药之对证为要，而方药之组织为尤要，否则未必能先后两度俱得效如桴鼓也。

17. 眩晕（高血压）（二）

魏某，女，52 岁。

初诊：1963 年 2 月 17 日。

脉弦而劲，头晕目花，口黏咳嗽，胸闷心荡，左臂痛，环跳痛，便通溲利。肝木偏亢之躯，气火夹痰热为患。法当平肝息风以解痰火。（血压：180/110mmHg）

桑麻丸（包）四钱，丹皮二钱，杭菊二钱；煅石决明一两，白蒺藜四钱，煨天麻八分；白杏仁四钱，枳壳钱半，竹沥夏三钱；杜仲钱半，金毛脊四钱，川断三钱；朱灯心五分，桑枝一两。

二诊：1963 年 2 月 24 日。

痰气稍利，脉仍弦急，头晕目花，胸闷心荡，右臂作痛，便通溲利。肝风上扰、痰气痹络之象，当宗前旨以应之。（血压：170/98mmHg）

丹皮二钱，连翘（带心）三钱；杭菊二钱，白蒺藜四钱；煅石决明一两，竹沥夏三钱；瓜蒌皮四钱，白杏仁四钱；钩勾（后下）三钱，煨天麻八分；夏枯草四钱，枳壳钱半；杜仲钱半，桑寄生五钱。

三诊：1963年3月3日。

脉来弦劲、头晕目花、心荡易惊诸恙见好，药已中的，只可略为变易，不必多事更张。（血压：170/90mmHg）

龙胆泻肝丸（包）二钱，丹皮钱半，黑栀三钱；磁朱丸（包）四钱，炒枣仁三钱，连翘心三钱；白杏仁四钱，枳壳钱半，竹沥夏三钱；白蒺藜四钱，煨天麻八分，煅石决明五钱；杜仲三钱，夏枯草四钱。

四诊：1963年3月10日。

脉来缓和，虚阳渐次平静，正值春升木旺之令，更宜注意静摄为要。（血压：165/80mmHg）

石决明（煅）一两，丹皮二钱，黑栀三钱；白蒺藜四钱，杭菊二钱，煨天麻八分；白杏仁四钱，竹沥夏三钱，连翘心三钱；生杜仲四钱，桑寄生五钱，夏枯草四钱；炒枣仁三钱，白茅根（去心）一两。

【按】眩晕之病，其因有痰、有火、有气、有热、有虚、有实。《经》云"诸风掉眩皆属于肝"，良以肝为风木之脏，体柔而用刚，喜柔而恶燥，燥则偏亢，亢则动风，壅滞痰气，煽动心火，心肝之火既炽，则易于升逆而为患。魏某患眩晕有年（素有高血压病史），头晕目花，咳嗽，胸闷心荡，右臂与环跳作痛，为阳升和痰气阻络也。确为上实下虚之证，于法宜平肝以息风、化痰以和络。初诊息上旋之风以宣通内痹之痰气，二诊要在清心经之郁火，三诊注力于泻肝胆之伏热，四诊仍循前旨而进之。盖病因阳升而眩晕，夹痰夹火者居多，首当先清其热而化其痰，每可浊降而阳潜、火平而阴复，未可遽予滋养之味也。

18. 惊晕

吕某，女，57岁，温州路127号。

初诊：1964年5月14日。

头目眩晕，颠顶鸣响，行步乏力，上实下虚也。夜来少寐，痰火升逆也。大便艰行，小溲热赤，里热方甚也。舌中剥而边垢，口作干而苦黏，良以肝木素亢、心阳易炽，乃以猝然受惊遂致气火升逆。幸未眩仆，宜慎护之。

生紫贝齿一两，煅石决明一两；丹皮二钱，淡芩钱半；连翘三钱，黑栀三钱；杭菊二钱，钩勾（后下）三钱；杜仲二钱，桑寄生五钱；远志肉钱半，竹沥夏三钱；夏枯草四钱，朱灯心五分。

【按】《经》云"惊则气乱"，气乱则血行失调而气火升逆矣。吕氏心肝之火素旺，猝以受惊吓而致气机紊乱，遂令二火猖狂，即是"气有余便是火"之状也。时而冲逆于上则头晕目眩，时而陷夺于下则行步乏力，乃上实下虚也。夜来少寐，心肝之火不潜。便艰溲热，里郁之热犹重。于法宜清热降火之中流利其气化以求其通顺，则自无上重下轻之患。首以生紫贝齿、煅石决明镇肝以降浮阳，丹皮、淡芩清火以解脑热，连翘、黑栀清心以缓三焦之火，杭菊、钩勾平肝以息内旋之风，远志肉、竹沥夏化痰以开郁，杜仲、桑寄生下气以潜阳，夏枯草泻肝火、散络气，朱灯心清心热、安神明。药仅三剂，诸恙解释。有谓受惊而气乱，可进以疏肝理气之剂，则恐肝越疏而火越旺，难免于抱薪救火之虑。但宜疏通三焦之郁火、潜镇心肝之浮阳，其气得其通则自条达复常矣。

19. 痰气郁结

闵某，男，36岁，巨鹿路695弄6号。

初诊：1964年3月16日。

舌根垢黏而苔黄，胸次闷壅而好嗳，得食不适，便行尤艰。由于中宫痰气郁结，乃致升降之机失其常度也，即拟疏导以求通降而利气化。

苏梗三钱，枳壳钱半；白蔻仁（后下）八分，宋半夏三钱；青皮钱半，广木香一钱；六曲四钱，楂炭三钱；莱菔子（炒）四钱，泽泻三钱。

【按】痰者，为人身之液脂所凝聚，稍一寒暖不慎，即易阻遏气机而致痞壅满闷，使升降之机违常而气道不通，故治痰以顺气为先。盖痰以气聚，气以痰阻，若得气通则痰化，痰化则气顺，气化通顺何患之有？至于闵姓之胸项闷塞、欲嗳不出、舌布垢腻、纳食呆木、便行不畅，尽是气凝痰阻之象，于法当求其通则痰自化矣。予以苏梗、枳壳宣上焦之郁闷，白蔻仁、宋半夏开中焦之结聚，青皮、广木香理下焦之疏泄，六曲、楂炭助消导，莱菔子、泽泻下湿滞。仅药五剂，其病即解。凡一切固结之症最易持久困人而淹缠为患，治者非致力于通不足以疾速解其厄也。

20. 脘痛（一）

李某，女，38 岁，张家宅 16 弄 5 号。

初诊：1963 年 11 月 8 日。

当脘痛连及两肋，日发三四次，泛吐白沫，口淡咳痰；肛门似觉有虫爬行状，便溏溲利。病经二年之久，尽是气凝不通为病，舍温化气滞别无善策。

六曲（包）四钱，姜半夏二钱；白蔻仁（杵，后下）八分，枳壳钱半；青皮钱半，枸橘二钱；白芍二钱，甘草一钱；陈佛手一钱，炒谷芽五钱。

二诊：1963 年 11 月 13 日。

当脘痛药后仅见一次，因之胃纳较醒，便尚溏黏，溲亦通利。大凡气机不宣，最易蒸聚为患，当度其病之宾主而权其轻重久暂以治之。

六曲（包）四钱，姜半夏三钱；白蔻仁（杵，后下）八分，枳壳钱半；青皮钱半，制香附钱半；白芍三钱，甘草二钱；广木香一钱，炒谷芽五钱；白杏仁四钱，六一散（枯芩炭钱半同包）四钱。

三诊：1963 年 11 月 18 日。

表里之气失其通降，乃有脘痛、发冷、便少而黏、溲黄之症，药后已得锐减，当仍循原旨以应之。

苏梗三钱，青皮（醋炒）钱半，枸橘二钱；白蔻仁（拌，后下）八分，枳壳钱半，陈佛手一钱；六曲（包）四钱，姜半夏三钱，炒谷芽五钱；白芍三钱，甘草一钱。

另：肉桂丸六分，分 2 次吞。

四诊：1963 年 11 月 25 日。

药后脘痛幸得缓减，而一身怕冷亦为气失调和，此刻二便已得如常，久病甫得好转，更宜格外小心，俾可渐谋根除。

良附丸（分2次吞）三钱，紫苏梗三钱；白蔻仁（拌，后下）八分，陈佛手一钱；六曲（包）四钱，姜半夏三钱；白芍三钱，甘草一钱；川断三钱，桑枝（酒炒）一两；白杏仁四钱，枳壳钱半。

五诊：1963年12月1日。

病况无大出入，故于前方中再加减而进之。

在本方中去六曲、川断、白杏仁、枳壳；加淡吴萸三分，沉香曲四钱，炒谷芽五钱，白蒺藜四钱。

六诊：1963年12月8日。

诸恙虽见好转，但脘痛隐约之感觉尚未得净，再予粉剂俾逐后患。

淡吴萸三分，良附丸（包）三钱；白芍（甘草一钱同炙）四钱，沉香曲（包）四钱；陈佛手一钱，白蔻仁八分；杜仲三钱，川断三钱；金毛脊四钱，愈带丸（包）五钱，姜半夏三钱。

共研细末，每服一钱，日服2次，开水调服。

七诊：1963年12月18日。

两年脘痛渐次告平，饮食不慎剧痛又作。为防卫之图，所以不容稍忽也，当再宗前法以应之。

肉桂丸（分2次吞）一钱，淡吴萸五分；白蔻仁（杵，后下）八分，陈佛手一钱；白杏仁四钱，姜半夏三钱；桑枝一两，金毛脊四钱；六曲（包）四钱，炒谷芽五钱。

另：辟瘟丹一块，嚼碎开水送服。遇剧痛不已时，再加服半块至一块，当可得效于俄顷也，应重视之。

【按】脘痛，常疾也。每因其久而忽之，遂致纠缠成疾。李某罹疾已经两年，迭经疗治，或进之以润豁者，或投之以辛燥者，迄未获效。及审其症，口淡咳痰白厚为痰凝气滞也。唯其痰凝气滞，故见当脘作痛，舍尽力温化更无善策；且气之不宣，最易蒸热聚湿，引起便溏夹黏、小溲黄少。加之为病日久，必有传变，酿成肝胃同病，气机窜扰为患。揆此情况，当度其病之宾主、权其情之轻重以谋之。所谓治病，最贵迎机，尤尚定策。至于本案脘痛，当然以温化痰凝、调达气滞而谋贯通之为宜。顽痰虽久，不难瓦解。主以良附丸、肉桂丸、淡吴萸更迭为用，取温通中宫之热力，以解阴凝之痰气。蔻仁、枳壳宣气化滞，六曲、姜半夏助运消痰，白芍、甘草酸甘化阴以敛气，余则随病情之进退而增损之。六诊时渐次转入培本除根、强健体力、温化中州，药后甚见安适。孰意食物不慎，剧痛又作，乃再用汤剂以应其急；更备以辟瘟丹，大力温化疏通、荡涤垢滞，得服一块，其痛锐减；再加调理，得以安适。查全案之得力处，尽在于温通气化、消释痰滞，能使三焦阻遏之气得以自然调畅，即所谓"气通则痛已"，尽在"通"字上见功夫。若或以久病而遽加以温补，则重阻其气矣，非良图也。

21. 脘痛（二）

过某，男，27岁，石门二路305号。

初诊：1963年5月22日。

饥则脘痛、泛吐酸水已历五年，此乃病之症结也。口干淡，胸闷，便行粪色如咖啡，溲黄，且去春曾大咯血，乃内火煽铄之象，当慎饮食、远房帏以自珍。

乌贼骨六钱，土贝二钱；枳壳钱半，陈佛手一钱；青皮（醋炒）钱半，制香附钱半；六一散（包）四钱，银花炭二钱；白芍三钱，炙甘草一钱；车前子（包）四钱，通草一钱；沉香曲四钱，煅瓦楞粉（包）一两。

二诊：1963年6月9日。

经检查为十二指肠溃疡，此病最易引起或上或下之失血。兹则粪中夹血，脉来软弦，乃阴虚肝旺而有郁热所致也。

乌贼骨六钱，土贝二钱；银花炭二钱，侧柏炭钱半；

血余炭四钱，槐花炭二钱；白芍三钱，炙甘草一钱；川断三钱，桑寄生五钱；通草一钱，炒谷芽五钱。

三诊：1963 年 6 月 14 日。

病十二指肠溃疡、幽门畸形，乃致发生病况不一。今脘痛粪血虽得好转，固属佳象，但积久之病必须慎护，最虑借端反复为患也。

乌贼骨六钱，土贝二钱；银花炭二钱，槐花炭二钱；血余炭四钱，白芍（甘草一钱同炙）三钱；川断四钱，桑寄生五钱；黑元参四钱，龟腹甲（水炙）五钱；炒谷芽五钱，通草一钱。

四诊：1963 年 6 月 18 日。

十二指肠溃疡、幽门畸形之体，脘痛粪血均已得止，而久病体虚，总以健复为要，仍宜宗前旨以巩固之。

乌贼骨六钱，土贝二钱；银花炭二钱，槐花炭二钱；血余炭四钱，白芍（甘草一钱同炙）三钱；川断四钱，桑寄生五钱；黑元参四钱，煅瓦楞粉（包）五钱；通草一钱，炒谷芽五钱。

【按】过某为甘肃某地建筑工人，罹脘痛之疾已及五年。经科学之检查，诊为十二指肠溃疡、幽门畸形。曾在大同、桂林、湛江、柳州、无锡等地治疗，迄未得效。因回沪省亲，得其亲属之介绍而来诊。考脘痛之疾有虚实之分，凡久虚之体，口作干淡，属于内伤。饥痛饱缓尤为中宫虚乏之象，胸闷为气弱气滞也，粪血为内火煽铄也，脉弦阴虚肝亢。肝脾同病，病则缠绵难已；且幽门之畸形极易通利违常，非磨伤即努伤，而致或上或下之失血。若或过阻，即见泛酸。中宫运迟则气失调达，肝火过旺则迫血妄行。尽是虚中夹实、实中夹虚之境，治者当权衡其轻重而善为策应之，调和气机、协助运化、凉血止血、益阴降火为全案治旨。初诊侧重于调气，二诊着力于止血，三诊佐以益阴，四诊参合运用，以希由渐进展得收全功。其乌贼骨、土贝收湿消肿，白芍、甘草缓和气机，银花炭、血余炭凉营止血，通草利尿泄热，谷芽醒胃助运、以求其通，药后竟得血止而已。自诉经治以来从未有此佳象也，遂即整行装返甘复工。睽隔千里，音讯遥远，嘱其珍护而善养之。

22. 脘痛（胃下垂）（三）

程某，男，62岁，东长治路690弄141号。

初诊：1961年9月24日。

脘痛连腹，得食为甚，反复发作，检查为胃下垂。口作干淡而酸，运化乏力也；便燥而少，通降失调也；一身乏力，病久积虚所致也。应于通降之中，佐以调气助运为法。

六曲（包）四钱，姜半夏三钱；青皮（醋炒）钱半，陈佛手一钱；白蔻仁（杵，后下）八分，广木香一钱；煅瓦楞粉（包）一两，沉香屑（后下）四分；瓜蒌仁泥七钱，火麻仁泥七钱；炒谷芽五钱，绿萼梅瓣钱半；白芍四钱，炙甘草一钱。

二诊：1962 年 12 月 2 日。

头晕怕冷，口作干黏，胸闷脘胀，得嗳乃快，便溲皆少，升降之机失常而气滞也。总由胃寒气凝，肝木克脾土之故。治宜调气缓肝，参以温化为首。

良附丸（分 2 次吞）三钱，枳壳钱半，宋半夏三钱；白蔻仁（杵，后下）八分，白杏仁四钱，生米仁四钱；土贝（杵，包）二钱，乌贼骨六钱；青皮（醋炒）钱半，陈佛手一钱；白芍三钱，炙草一钱，泽泻三钱。

三诊：1964 年 3 月 11 日。

自诉患胃下垂，历十有余年。痼疾有时暂缓，宿根还未清除，前日因用力太甚、劳伤气血而复发。脘痛、腹胀、肛坠皆气弱气滞之象也，宜于调气之中加以培养。

补中益气丸（包）二钱，香砂六君丸（包）二钱；白蔻仁（杵，后下）八分，枳壳钱半；广木香一钱，青皮（醋炒）钱半；六曲（包）四钱，炒谷芽五钱；炒枣仁三钱，远志肉钱半。

【按】程君患脘痛（经检查为胃下垂）十有余年，反复发作，未得根除。自1961年始，年诊一次，药仅五剂即获痊可，且一年安然无恙，照常工作，后因他病来复诊诉及之。观其症，有类脘痛、腹胀之类，罹疾既久，体力又亏，乃至肝胃气化不和。气滞则脘痛腹胀，阴亏则肠燥便少，当于和调气化之中以求其通也。初诊六曲、姜半夏醒脾助运之中以求健土德，青皮、陈佛手疏肝理气以和木运，瓦楞粉、沉香屑平肝降逆，白蔻仁、广木香温化气机，瓜蒌仁泥、火麻仁泥润肠燥以求通降，炒谷芽、绿萼梅养胃阴以助生发，白芍、炙草以敛横肆之气。二诊温化中宫以疏滞气。三诊，年高气弱之体，藉劳力起因，致有复发脘痛、腹痛连及肛坠之患，非疏补交融难以求其气之通而安也。补中益气丸、香砂六君子丸益气助运，健脾和胃，升下陷之气以调胃肠之蠕动；蔻仁、枳壳利气宽胀，木香、青皮疏肝理气，六曲、谷芽健脾助运，枣仁、远志养肝散郁。药后安然，洵快事也！

23. 虚寒脘痛

王某，女，55 岁，广陵路洛阳新村 28 号 202 室。

初诊：1962 年 7 月 9 日。

脘痛二十余年，口淡，泛吐清水，好热恶寒，得按得吐则稍见安适。体弱气滞，暂予温化以治其急，非根本之治也。

良附丸（包）三钱，白蔻仁（杵，后下）八分；六曲（包）四钱，姜半夏三钱；青皮（醋炒）钱半，广木香一钱；车前子（包）四钱，焦谷芽五钱；陈佛手一钱。

二诊：1962 年 7 月 20 日。

药后脘痛顿减。积年之疾，当从本治，《经》谓"邪之所凑，其气必虚"，故宗久病无实之旨以应之。

潞党参三钱，淡干姜一钱，焦白术三钱；炙甘草一钱，白蔻仁（杵，后下）八分，姜半夏三钱；广木香一钱，青皮钱半；六曲（包）四钱，泽泻三钱。

【按】王某之脘痛，每以受凉冒寒而发，多则一月一发，少则三个月一发，淹缠 20 年之久。病久则体虚，客寒则气凝，气凝则易脘痛，良以不通则痛，为必然之定例。喜热恶寒为寒客中宫之证，得按得吐乃快尤为虚中夹实、实中夹虚之因，口淡泛恶亦为气阻而痰浊上泛也。大凡虚寒脘痛，首宜温化以逐寒，再事补益以固本，乃可无虚虚实实之弊。初诊温中散寒以化痰浊，健脾助运以调气化，车前子利水道以调三焦，连服五剂，脘痛得减十之八九。及二诊从温化之中转入扶正益气根本之治也，续服两剂，其病若失。要知20年之痼疾，究属夹寒夹杂之证，非循其标本先后以治之难以图功也。故治病当求其本，所谓本立而道生，即是旨焉。原本案治旨，初则在温化调气以求通，再则着力在温补益气以求通。其求通之旨则一，而其求通之法则二，通之为用大哉广焉。

事隔年余，王某为其子求诊而复来，因询及脘痛之旧疾，渠称自经治愈以来，虽迎风受寒，亦无恙矣。

24. 脘腹痛

陆某，女，60岁，上水宿舍47号。

初诊：1961年3月23日。

腹痛止止作作，延今二十有八年，兹以遇冷复作。口淡泛酸，脘腹尽痛，得暖较减，便通溲利。寒凝气滞，法宜温化疏运。

良附丸（包）三钱，橘红一钱，姜半夏三钱；白蔻仁（杵，后下）八分，白杏仁四钱，米仁四钱；青皮钱半，广木香一钱；延胡索（醋炒）三钱，六曲四钱；赤苓三钱，车前子（包）四钱。

【按】陆氏之腹痛由来久矣，随气血之通塞而止作。兹因感寒而复发，寒客中宫，气化已见迟钝，转输乏力，生化益形不足。痰湿壅滞，气血随之瘀阻，脘腹因而作痛。为治之道，当求温运疏化以得其通以调气机。药用良附丸、橘红、姜半夏温散寒滞，白蔻仁、白杏仁、焦米仁宣化痰湿，青皮、广木香调和气机，六曲、延胡索助运止痛，赤苓、车前子渗湿利水，良以营气通和则其痛自已。药仅三剂，贵在当机，故得宿疾一旦霍然。

25. 肝胆热结症

罗某，女，37岁，南苏州路801号三楼。

初诊：1963年9月18号。

肝木偏亢则头晕目花，痰火内蒸则口腻纳呆，热结肝胆之络，病患肋胁之痛。经检查为胆管结石，曾受两度之外科手术，仍然反复不已。依旧胸闷少寐，面色苍白，脉来软弦，口干引饮，便通溲赤，低热缠绵，精神萎靡。久痛必然伤阴，体力更形不支，情势重要，勿再迁延，姑宗吾肝胆热结证之旨以治之。

左金丸钱半，龙胆草二钱，蒲公英一两，共研细末，每服一钱，日服 3 次，用下方煎汤，分 3 次调服药粉。

青皮钱半，煅瓦楞粉（包）一两；陈佛手一钱，春砂仁末（后下）八分；沉香曲（包）四钱，保和丸（包）四钱；车前子（炒，包）四钱，通草一钱；马勃八分，土贝二钱；川石斛（先煎）四钱，白芍（甘草一钱同炙）四钱；绿萼梅瓣钱半，朱灯心五分。

二诊：1963 年 9 月 24 日。

肝胆一脏一腑相为表里，肝热则胆亦热，故泄肝热即清胆热也。药后头晕、目花、口淡、胸闷均见和缓，低热较减，睡眠亦安。唯肋痛未已，嗳恶并作，阴薄肝亢，气火易见升浮，木强土弱，运化益见乏力。法当益阴以缓肝、理气以和胃。

黑元参四钱，炙鳖甲五钱，赤白芍各三钱；川石斛（打，先煎）四钱，陈佛手一钱，春砂仁末（后下）八分；沉香曲（包）四钱，保和丸（包）四钱；马勃八分，土贝（杵，包）二钱；青皮钱半，煅瓦楞粉（包）一两；绿萼梅瓣钱半，左金丸（分 2 次吞）钱半。

三诊：1963 年 10 月 3 日。

右肋痛者，因胆管有结石也。旋愈而旋发，良以病根深远，阴伤热恋，遂致营卫失谐，引起低热纠缠、怯寒头晕，变症不一，皆累及于肝也。法当养血和络、理气化痰以通之。

当归钱半，赤芍三钱；远志肉钱半，竹沥夏三钱；青皮（醋炒）钱半，煅瓦楞粉（包）一两；左金丸（分2次吞）钱半，土贝三钱；生鸡金三钱，郁金一钱；陈佛手一钱，春砂仁末（后下）八分；绿萼梅瓣钱半。

四诊：1963年10月10日。

自从清肝、益阴、养血次第进之，而寐梦、肋痛均见安和，洵快事也。当守前方而加以理胃之味，以促进食欲而益健体力。

前方加炒谷芽五钱。

五诊：1963年10月17日。

夜寐安定，心神宁静，面色开朗，食欲增旺。纠缠之病虽去，积损之阴未复，肝区偶或隐痛，当再于凉肝、益阴、调气、助运四法中参合而应之。

左金丸钱半，龙胆草二钱，蒲公英一两。共研细末，每服一钱，日服2次，用下方煎汤，分2次调服药粉。

制首乌五钱，黑元参四钱；白芍三钱，料豆衣四钱；沉香曲（包）四钱，保和丸（包）四钱；青皮钱半，煅瓦楞粉（包）一两；马勃八分，土贝（杵，包）二钱；陈佛手一钱，春砂仁末（后下）八分。

六诊：1963年10月24日。

大节伊迩，虽肝区复见隐痛，甚至连及背肋，幸精神较振，眠食便溺如常。至于积虚积损，一旦恢复，本非易事，当于调气助运之中侧重益阴滋肝，亦顾本之计也。

大生地五钱，黑元参四钱，制首乌五钱；龟腹甲（水炙）五钱，炙鳖甲五钱，煅牡蛎一两；青皮（醋炒）钱半，白芍（甘草一钱同炙）三钱，左金丸（分2次吞）钱半；沉香曲（包）四钱，保和丸（包）四钱；乌药钱半，土贝（杵，包）二钱。

七诊：1963年10月31日。

肝区隐痛胀闷而连及背肋，当然是节气转变之后余波未定也。际此情境，当转而着重消石，辅以理气、退肿、养阴。加以时日，自可潜移默化也。

前方去乌药、保和丸；加马勃八分，陈佛手一钱，生鸡金三钱，郁金一钱。

【按】肝胆热结证名，乃吾研究时所假定之病名也。据西医的实验，参中医之理论，融洽而定，或为肝肿大，有为胆结石。窃思肝热则液凝，液凝则结石，结石则肿痛，痛甚则火炽，凡此皆类于肝失濡润、枯木着火之变端也（可参阅拙著《肝胆热结证之研究》，兹不赘述）。罗氏之疾病历备记之，症情深远，自诉1951年始患胆囊结石，曾经手术之治疗剖胆囊、除结石，得其五才告安然。但1962年其病又作，复诊为胆管结石，仍然诉之于刀圭，再作切割之治疗，又告平定。孰意1963年2月间，结石痛又剧，医者意欲开刀，病者怯于再试，以其手术曾经二度，体力已成匮乏，苦痛既深，焦虑良多，甚恐其旋割旋发而达于危境也。幸得其亲友之绍诊，乃为之细审之。形色瘦削而惨淡，语音沉着而颤抖，甚言其脏腑气血、骨骼筋脉之不胜再割。言之凄然，使吾深悉其疾病痛苦之深也。为之沉思久之，按肝木为刚烈难驯之脏，失于濡养，便易枯燥，燥则生热，热则火炽铄阴而炼液，淤积而固结干坚如石矣。气血之流动因此而阻滞，阻滞则胁痛势必加剧，形成木亢土弱、痰热中阻。口腻胸闷，甚至头晕目花、低热少寐，皆为肝木之火窜扰为患也。故宗吾肝胆热结证之旨以应之，泄热益阴以平肝，理气消肿以化坚，良以肝与胆相为表里，故治肝即所以治胆也。初诊左金丸、龙胆草、蒲公英泄热消肿以专力定痛，汤方青皮、煅瓦楞粉疏气平肝，陈佛手、春砂仁行气散结，沉香曲、保和丸助运化，车前子、通草泄里热，土贝、马勃消结肿，石斛、白芍益阴清热以生津，绿萼梅、朱灯心清心和胃以安神，热泄则气和，气和则病解。二诊于泄热疏气之中增入益阴养肝以扶其本，药用元参、鳖甲、赤白芍，肋痛乃减，但是低热轻重纠缠不已，易致虚体不胜、营分失谐，因此痰以气凝、气以痰塞为患。三诊、四诊予以养血和络、理气化痰而佐以化石之旨，取用于生鸡金、郁金二者，病势大定，余波未净，右肋隐痛间或有之，乃宗清热消肿以定痛、益阴理气以平肝，于标本兼顾之中出入而应付之。再经将息，乃得霍然，体健病解，遂即复工矣。唯积亏之体，或遇大节，或因劳累，尚觉肝区有细微之不适。大凡疾病，每系于患者之体力强弱而盛衰也。总之，治实证易而虚证难，治虚体而患实证为尤难。攻其实则虑其体之虚，补其虚则恐阻其病之实，在轻重、缓急、进退之间可不慎乎？可不慎乎？

26. 肋痛（一）

徐某，女，61岁，山海关路387弄5号。

初诊：1961年9月7日。

《经》曰"怒伤肝"，肝为刚脏，其气本易上升拂逆，致怒则上升尤甚，故病则右肋痛，甚则心跳、咳逆，皆为气火窜扰之象也。急宜疏气以平肝，清热以存阴。

青皮钱半，煅瓦楞粉（包）一两；炒枣仁钱半，远志肉钱半；白芍四钱，甘草一钱；煅珍珠母一两，杭甘菊二钱；马勃八分，土贝（研末分次吞）二钱；胆金丸①（分2次吞）三钱，通草一钱。

二诊：1961年9月12日。

右肋痛减而不净，在右腹侧仍然似胀非胀，连及心跳。原肋旁腹侧，均为肝气出入之途，药后尚合病机，当宗前旨以进之。

青皮钱半，煅瓦楞粉（包）一两；炒枣仁三钱，远志肉钱半；白芍（甘草一钱同炙）三钱，胆金丸（分2次吞）三钱；白蒺藜四钱，杭甘菊二钱；马勃八分，土贝二钱；红藤五钱，丝瓜络三钱。

三诊：1961年9月18日。

右肋剧痛，药后得已，唯头胀、心跳、口干、咳嗽、腹胀尚未解除。肝火未潜，营阴尤亏，此时益阴平肝更为至要。

川石斛（打，先煎）四钱，炙橘白钱半；炒枣仁三钱，磁朱丸（包）四钱；煅珍珠母一两，杭甘菊二钱；白芍四

---

① 胆金丸：龙胆草六份，吴茱萸一份，为丸。

钱，料豆衣四钱；川断四钱，桑寄生五钱。

四诊：1961 年 10 月 13 日。

近半月来病情安然，兹以因事触感又见肋痛，幸情势较缓，大便尚通，小溲亦利。仍宜清热以调气、益阴以平肝为至要，尤须清静莫躁，免致反复转剧。

青皮（醋炒）钱半，煅瓦楞粉（包）一两；炒枣仁钱半，远志肉钱半；白芍（甘草一钱同炙）四钱，胆金丸（分2 次吞）三钱；煅珍珠母一两，杭甘菊二钱；马勃八分，土贝（研末分 2 次吞）二钱。

五诊：1961 年 10 月 17 日。

肋痛得减，脉尚弦劲，是鸱张之势稍戢，而郁伏之火犹炽，此时清肝之热、养肝之阴未可废也。

胆金丸（分 2 次吞）三钱，白芍（甘草一钱同炙）四钱；青皮（醋炒）钱半，煅瓦楞粉（包）一两；炒枣仁三钱，远志肉钱半；杭甘菊二钱，料豆衣四钱；马勃八分，黑栀三钱。

六诊：1961 年 10 月 23 日。

肋痛已和，口仍干淡，心跳，脉弦。尚是气火未潜之貌，守前旨以治之，勿躁勿急，静以待之，指日可健复也。

胆金丸（分 2 次吞）三钱，白芍（甘草一钱同炙）四钱；青皮（醋炒）钱半，煅瓦楞粉（包）一两；炒枣仁钱半，磁朱丸（包）四钱；煅珍珠母五钱，杭甘菊二钱；马勃八分，黑山栀三钱。

【按】徐某年逾花甲，已为阴虚火浮之质，正宜颐养悠闲之时，孰意因家事之恼怒，猝起右肋之剧痛，遂致既郁结于心，复怒伤于肝。心气结则热胜，肝气郁则火盛，二火窜扰，触发肋痛，而致咳呛痛、呼吸痛、侧卧痛、心跳痛，病情不一而作，尽属气火猖狂之影响，情势急迫，不容稍缓。非降气泄热不足以制火，非益阴平肝不足以潜阳。言者或为予以辛温香开之剂为宜，吾甚虑其助纣为虐也。初诊青皮、煅瓦楞粉疏肝气，珍珠母、杭甘菊平肝阳，白芍、炙草缓肝敛阴，胆金丸（龙胆草六分，吴茱萸一分）纯泄肝热，枣仁、远志散郁宁心、益阴气以补肝胆，马勃、土贝消肿，通草泄热。清浮阳于上焦、导气火之下行，情势缓减，肋痛乃解，唯以络热气壅，尚有腹侧似胀非胀之苦。二诊追踪前旨，增红藤、丝瓜络通络分之气化、清络分之瘀热。三诊复以养阴生津、平肝清心之法。药后半月，平复如常。营阴虽得渐复，气火尚易蠢动，故遇感触又显肋痛。幸其势较缓，乃得宗前旨以解之。投药十五剂，渐次得以平定，迄今两载，安适无恙，着力于疏泄条达之法而得通也。

27. 肋痛（二）

强某，男，42岁，安远路89号。

初诊：1964年3月8日。

右肋作痛，历经五年。近二年来，头晕面浮，口淡无味，纳谷不香，一身乏力，二便如常。气弱运迟，痰湿阻痹，宜先健中运以化痰湿。

六曲（包）四钱，姜半夏三钱；陈皮钱半，焦米仁四钱；白蒺藜四钱，煨天麻四分；川断三钱，桑寄生五钱；陈佛手一钱，车前子（包）四钱；炒谷芽五钱，白茅根（去心）一两。

二诊：1964年3月12日。

右肋隐痛，面浮足肿，头晕纳呆，便通溲少。肝木偏亢，脾运乏力，当再疏肝以理气、健脾以化湿。

六曲（包）四钱，姜半夏三钱；青皮（醋炒）钱半，煅瓦楞粉（包）一两；冬瓜皮五钱，生米仁五钱；牛膝钱半，车前草六钱；川断三钱，桑寄生五钱；白茅根（去心）一两，炒谷芽五钱。

三诊：1964年3月17日。

头晕虽减，肋痛依然，大便得通，小溲尚黄。痰湿未清则运化迟钝，郁热不化则痛楚难解，仍前法调治。

六曲（包）四钱，宋半夏三钱；青皮（醋炒）钱半，煅瓦楞粉（包）一两；黑栀三钱，白茅根（去心）一两；车前子（包）四钱，通草一钱；川断三钱，桑寄生五钱；炙橘白钱半，炒谷芽五钱。

四诊：1964 年 3 月 24 日。

右肋隐痛，纳食无味，病经五年之久，体力当然匮乏。但脾湿既重，肝火尤旺，亟予调补非其时也，当先事清理疏化以祛积伏之病根，再谋调养。

六曲（包）四钱，保和丸（包）四钱；青皮（醋炒）钱半，煅瓦楞粉（包）一两；左金丸（分 2 次吞）一钱，枳壳钱半；车前子（包）四钱，白茅根（去心）一两；川断三钱，桑寄生五钱；冬瓜皮五钱，炒谷芽五钱。

五诊：1964 年 3 月 31 日。

右肋痛较缓，胃纳渐醒，精神较振，渐得转机，宜宗前旨为治。

前方去冬瓜皮，加炙橘白钱半。

六诊：1964 年 4 月 7 日。

迭进疏运、清肝、健力之剂，右肋痛已得缓减，便通溲利，已合病机，宜再续进。

前方去保和丸、车前子；加炙鸡金三钱，通草一钱。

七诊：1964 年 4 月 15 日。

右肋痛已愈，唯在持重时尚觉不安，纳食佳，精神好，仍宗前旨增损。

前方加制首乌五钱，白芍（甘草一钱同炙）三钱。

八诊：1964 年 4 月 21 日。

历病五年之躯，经治脾运醒、痰热清，正是培养之时，当滋泽肝木、健运脾土，更望善自珍摄，戒躁怒，忌辛辣为要。

肥玉竹五钱，制首乌五钱；炙鳖甲五钱，白芍（甘草一钱同炙）四钱；青皮（醋炒）钱半，煅瓦楞粉五钱；胆金丸二钱，沉香曲四钱；川断三钱，桑寄生五钱；炙橘白钱半，炒谷芽五钱。

共研细末，每服一钱，日服 3 次，开水调服。

【按】患者右胁作痛，延经五年之久，肝病及脾，土德受戕，转输失权，肠胃失其蠕动吸收之力。口淡无味，痰湿重也；面浮足肿，气滞也；肋痛溲赤，热重也；一身萎软，积病匮乏也。肝脾通病，火土失调，确为本虚标实之证，是宜权其轻重、识其缓急。初诊以健脾化湿、平肝清热治其标。二诊疏肝理气、健脾化湿。三诊在疏化之中增入泄热之意，使热清而气畅、气和而湿化，此均以祛其附丽之病为先。由于脾湿重、肝火旺，一时难以贸然进补，当先事清化，再行肝脾同治，始克有济。四至七诊迭进健脾清肝、泄热化湿、培补体力之剂，才使淹缠之病日见起色。八诊转入培养，健脾滋肝，益阴敛阳，体力日强，病根多去。

28. 右胁癥积

匡某，女，40岁，甘肃路18号。

初诊：1964年2月2日。

右胁结块大如杯口，攻撑作痛，牵引背胁；甚至作恶，易于惊吓，形体枯萎，一身乏力，便通溲利，闭经年余，屡治罔效。顽疾重症不容稍忽，当以平肝调气为法。

青皮钱半，煅瓦楞粉（包）一两；白芍三钱，生甘草一钱；枳壳钱半，陈佛手一钱；六曲四钱，宋半夏三钱；车前子（包）四钱，绿萼梅瓣钱半。

二诊：1964年2月5日。

前投平肝调气之剂，窜痛顿形减少，结块亦渐收小，唯药力一过，依然牵引作痛，得再服药又见平复。可见气血尚是借药力以调和，而体力过于衰弱，仍不足以抗疾也。姑拟粉剂调服，以期病除体健。

青皮（醋炒）钱半，煅瓦楞粉一钱；白芍三钱，生甘草一钱；枳壳钱半，陈佛手一钱；六曲四钱，保和丸四钱；西茵陈三钱，生米仁四钱；粉萆薢四钱，车前子四钱。

共研细末，每服一钱，日服2次，用下药煎汤调服。

瓜蒌仁泥一两，火麻仁泥一两，煎汤调粉药服。

【按】夫积聚癥瘕类，以其阴阳之偏胜、气血之违和，瘀塞脉络而为病也。积之与癥，乃凝结不散，有形可征；聚之与瘕，乃聚散无常，无形可藉。匡氏患右胁之攻痛年余矣，经西医检查谓胆囊炎，发时结块增大，胁痛转剧，而面目亦黄。屡经治疗，未解其苦，得友人之绍介来诊。观其情状，形体枯萎，营阴耗乏，肢软神疲，生气索然，审其征象，则类于积、类于癥，故综其称为癥积。攻撑作痛，牵引胁背，尽是肝气、肝火附着而横肆冲逆之貌也。至于作恶者，胃气失和也。心吓者，浮火不敛也。但察其病之症结，原于阴亏体虚而致肝元气窜也。初诊青皮、煅瓦楞粉疏气行瘀以消癥瘕，白芍、生甘草缓肝存阴以敛浮阳，枳壳、陈佛手调气散结以破积聚，六曲、宋半夏助运燥湿以健生化，车前子利三焦之水道，绿萼梅瓣养胃土之气阴，竟得一剂痛减，块亦渐收。二诊为杜绝根株之计，乃改为粉剂，以希在潜移默化之中扫荡其顽疾而廓清之，于前方中去宋半夏、绿萼梅瓣，加保和丸助运化，粉萆薢渗湿浊，西茵陈、生米仁清热化湿，另以瓜蒌仁泥、火麻仁泥煎汤调服。药后痼疾得减其大半，病者甚惊喜之。因居旅次，未便久事调治，乃携方归里，嘱其善自疗养，可健复也。

29. 积年脘痛

楼某，女，35岁，延安中路430弄12号。

初诊：1964年4月30日。

脘痛，饱则为甚，易于泛酸，得嗳乃快，便艰溲少，带多，一身乏力，脉软弱少力。病经十四年，积患已深，肝胃不和，法当调养之。

土贝（杵，包）二钱，马勃八分；煅瓦楞粉（包）一两，沉香屑（后下）四钱；青皮钱半，延胡索（醋炒）钱半；六曲（包）四钱，炙鸡金四钱；白芍四钱，甘草一钱；川断四钱，桑寄生五钱；乌贼骨五钱，愈带丸（包）五钱。

二诊：1964年5月10日。

十四年之脘痛，药后虽已轻减，但肝胃克贼之气未戢，幸得气降而垢下甚畅，宜再宗前旨以进之。

马勃八分，土贝（杵，包）二钱；沉香曲（包）四钱，白芍（甘草一钱同炙）三钱；青皮钱半，延胡索（醋炒）钱半；陈佛手一钱，砂仁末（后下）八分；川断三钱，桑寄生五钱；炙鸡金二钱，炒谷芽五钱；乌贼骨五钱，愈带丸（包）五钱。

三帖煎服；二帖共研细末，每服一钱，日服 3 次，开水调服。

【按】楼氏之脘痛已历十有四年，时发时愈，近二年来日见加重，不知饥，不能食，食入痛尤剧，甚至卧地而滚。在金华服药逾百剂未效，乃至沪求诊。观其形症，为肝木克土、土失健运，故见饱则痛增，得嗳则快感。原食以健运为通，阻滞则痛，既要防其因阻气阻食而存内在之肿痛，又要顾及通嗳通气而降其外出之腑垢。初诊马勃、土贝消肿痛，煅瓦楞粉、沉香屑平肝降气，青皮、延胡索理气止痛，炙鸡金、六曲助运化，白芍、甘草缓肝敛气，川断、桑寄生培补体力，乌贼骨、愈带丸止白带。服药一剂，即觉腹中鸣响而能知饥，翌日即能食米粥矣（以往仅吃米汤）。二诊仍宗前立方，得以由渐向愈。此方用通之旨尤多，消肿是以通胃肠，疏气可以利转运，缓肝尤能健气和，健力亦可增动作。志于此，以示通之妙也。

30. 胸膺痛

张某，男，38 岁，重庆南路 205 弄 38 号。

初诊：1964年2月3日。

凌晨胸膺痛，于今八年，辄以痛甚而醒，口干苔黄，舌边尖红，脉来弦急。嗜饮之体，积热蒸痰，阻气痹络也，法当清肺和络。

桑叶三钱，枇杷叶（去毛，包）五片；瓜蒌皮四钱，白杏仁四钱；枳壳钱半，竹茹三钱；枯芩（炒）钱半，丝瓜络三钱；青葱管（后下）一尺，芦根（去节）一两。

二诊：1964年2月10日。

药后胸膺痛，由渐下移而趋涣散，两肋似胀非胀，口干苦，好叹息。嗜饮积热，积热传络所致络气不和也。

旋覆花（包）三钱，枳壳钱半；橘络二钱，竹茹三钱；白杏仁四钱，瓜蒌皮四钱；枯芩（炒）钱半，芦根（去节）一两；竹沥夏三钱，薤白头（去苗，酒洗）钱半；冬桑叶三钱，枇杷叶（去毛，包）五片。

三诊：1964年2月17日。

停药数天，涣散之气似觉上逆，胸膺隐痛又作，肋胀欲恶，舌苔黄、边尖红，脉弦而滑。尚是络气失宣，伏热未清也。再宗降逆气、清伏热、和络分之旨以治之。

旋覆花（包）二钱，煅瓦楞粉（包）一两，沉香屑（后下）四分；白杏仁四钱，枳壳钱半，郁金一钱；远志肉钱半，薤白头（去苗，酒洗）钱半，竹沥夏三钱；青皮钱半，丝瓜络三钱，青葱管（后下）一尺；芦根（去节）一两，枇杷叶（去毛，包）五片。

【按】张某之疾八年矣，晨间胸膺必痛，每因痛剧而醒。本为嗜饮之体，痰热蕴积，且寐时往往呼吸较缓，积气积热，晨起寐醒为甚，痰热郁于肺而传于络，络气不宣泄，乃至于痛，其脉来弦急，舌黄尖红，热郁之征也。初诊投以清肺化痰和络之品，一诊之后，痛势由渐下移而得涣散，八年痼疾可望得转缓和而至平复。二诊以旋覆花、枳壳散郁结之气，薤白头、竹沥夏利凝滞之痰，橘络、竹茹清热和络，白杏仁、瓜蒌皮泄肺豁痰，枯芩、芦根清肺胃之热，冬桑叶、枇杷叶伸肺金治节。胸膺痛消而又作，尚是病根未除，法当再事清理。盖络分之病，旷日持久，邪结既深，易于缠绵，药力一时难于周遍，只得于轻清灵动之，以求其自然融通之功。辛润宣散，交互为用，乃能痰热泄、络气和，则自可得其通而不痛之效矣。

31. 冲心痛（心绞痛）（一）

林某，男，52 岁，淮海中路 1285 弄 3 号。

初诊：1964 年 2 月 26 日。

舌黄白，口淡黏，脉弦滑，痰吐胶厚，左膺作痛，连及肩背，胸次压紧，便通溲利。肝木偏亢之躯，易于因事感触，或狂笑兴奋，或躁烦暴怒，而招致脏气不和，横肆冲逆，加之丰腴之体，更易积痰阻气。于法当从宣通痰气入手为宜，乃宗《金匮》胸痹心痛彻背栝楼薤白半夏汤之法，再佐以通络行瘀以应之。

瓜蒌实（打，姜汁炒）五钱，薤白头（去苗，酒浸）钱半，竹沥夏三钱；白杏仁四钱，枳壳钱半，郁金一钱；沉香曲四钱，陈佛手一钱；丝瓜络三钱，竹茹三钱；桑枝一两，白茅根（去心）一两；远志肉钱半，白灯心（琥珀末五分同拌）五分。

二诊：1964年3月3日。

舌苔较清，痰吐较利，左膺时有抽痛，胸次微觉不畅，便通溲利。痰浊仍未清彻，络气因之未和，仍宜宗前旨化痰通络为法。

瓜蒌实（打，姜汁炒）五钱，薤白头（去苗，酒浸）钱半，盐半夏三钱；白杏仁四钱，枳壳钱半，郁金一钱；橘络（水炙）三钱，丝瓜络（血珀末五分拌）三钱；竹茹三钱，白茅根（去心）一两；远志肉钱半，白灯心五分，桑枝（切段）一两。

三诊：1964年3月16日。

服化痰通络之剂后，左膺痛、胸次闷均得缓减，唯耳作响，目昏花，尤易轰热。尚是痰气不和，阴薄肝亢之象。仍宜益阴以制火，泄热以通络。

黑元参（盐水炒）五钱，炙鳖甲五钱，白芍四钱；桑麻丸（包）四钱，杭甘菊二钱，煅石决明一两；枳壳钱半，橘络二钱，丝瓜络（延胡索钱半同炒）三钱；远志肉钱半，白灯心（血珀末五分拌）五钱；白杏仁四钱，盐半夏三钱；桑枝一两。

【按】夫冲心痛者，为他脏之气冲激心脏部分而为病也（恒由冠状动脉硬化而引起），率多患于中年之人而丰腴之体者。吾悯患者之苦，而尽研究之责，乃于临诊之中体察而深思明辨之，方识病变之由来，乃得治疗之依据。其病也，每值肝木偏亢，辄借恼怒、躁烦而致脏气不和、冲逆于心，而达于虚里之穴及手少阴心经之包络，旋冒旋止，止作无定。治宜疏涌结之气，兼顾降冲逆之火，使络气和、热自清。林某罹患此疾有年矣，经西医检查为冠状动脉硬化。望其舌黄白而黏，痰浓而厚，痰以火而上蒸，火以痰而难降，横肆冲逆，势所必然。在本以清心平肝为治病之计，在标则宜化痰宣气为应急之谋。初诊栝楼、薤白、竹沥夏豁痰泄浊以通阳、杏仁、枳壳、郁金宣肺利气以解郁，沉香曲、陈佛手助运调气，丝瓜络、竹茹清热和络，远志肉、白灯心拌西血珀清心化痰以祛瘀利气，桑枝、茅根清热活血以舒筋活络。二诊循前旨增损以治之，药后痰气得以宣化，脉络亦见和顺，胸闷膺痛之处才得缓减。唯阴薄肝亢之躯，心肝之火炎威未戢，营络之阴耗伤已甚，三诊立即转入顾本之治，益阴以平肝，化痰以清心，兼以利气和络，方中延胡索炒丝瓜络、西血珀拌白灯心、远志肉为吾所创拟之致中汤，取活血去瘀以通心气、宣痰和络以定心痛之旨，亦即通则不痛也。续予五剂，目见平静，至今月余未见复作，洵快事也!

32. 冲心痛（房室隔缺损）（二）

祝某，男，26岁。

初诊：1963年9月6日。

左膺痛，引延左臂，达于左手小指，猝然止作，隐痛绵绵，历经十有余载。经检查为房室隔缺损而心痛，过三日又增头痛、少寐、怕亮光、恶躁烦。此乃心肝不潜、气火冲逆为患也，于法当平肝火、化痰热以和气络。

桑麻丸四钱，丹皮钱半，连翘（朱拌）三钱；煅珍珠母一两，白蒺藜四钱，钩勾（后下）三钱；远志肉钱半，白灯心五分；丝瓜络三钱，桑枝（酒炒）一两；杭菊二钱。

二诊：1963年9月11日。

十年之左膺痛，药后已见安适，头痛亦减，惟尚觉晕，纳食不多。前方既已合宜，当再乘势，进以致中汤治之，定可迅速平定而获效也。

桑叶三钱，丹皮钱半，连翘（朱拌）三钱；煅珍珠母一两，杭菊二钱，钩勾（后下）三钱；远志肉钱半，白灯心（西血珀末五分同拌）五分；丝瓜络（延胡索钱半同拌）四钱，桑枝一两；炒谷芽五钱，保和丸（包）四钱。

【按】祝君为革命军人，为解放事业而备受辛劳，阴分过于耗伤，肝火日见鸱张，加之素性易于躁怒，气火更行猖狂，冲击心脏，发为冲心痛。罹病历十余年，遍治无效，曾经西医检查为室隔缺损之心脏病，在吾不断研究和临诊观察，确属于脏气之冲逆而病冲心痛，在本案乃以肝火冲逆、夹痰夹气而窜扰为患也。阴亏则火旺，近三个月来，又增头痛、少寐、怕亮光、恶躁烦，是其征也。要在平肝潜阳，降其冲逆之气，则心室自然安谧。初诊桑麻丸、丹皮、朱连翘心泄心肝之火以除脑热，煅珍珠母、杭菊、钩勾平定肝气冲逆之火，远志肉、白灯心清心化痰以开郁，酒炒桑枝、丝瓜络活血行气和络，杭菊平肝木以息风，药后冲逆之气火得减，左臂之痛自止，连及头痛亦随之而缓和。二诊以桑叶易桑麻丸，取清泄之力而无滑润之弊；去白蒺藜，加保和丸、炒谷芽强胃助运以健中宫；增以延胡索炒丝瓜络、西血珀拌白灯心合连翘心、远志肉为吾应用奇效之致中汤也[方义见"31.冲心痛（心绞痛）（一）]，能在开阖通塞之中得其融合而通也。要知制偏亢之肝木即足以制止气火冲逆之冲心痛，法简而意精，力轻而效捷，故药后未久即得照常工作矣。

33. 冲心痛（三）

庄某，女，48岁，慈溪路63弄5号。

初诊：1964年1月31日。

心跳气急，不能平卧，咽间痰嘶，左膺隐痛，便通溲利，经检查为风湿性心脏病。风湿传入内络，乃致络气失宣而为病也。法当宣气络以化痰湿，缓减其隐痛。

白杏仁四钱，枳壳钱半；旋覆花（包）二钱，白前二钱；炙橘白钱半，生米仁四钱；炒枣仁三钱，远志肉钱半；丝瓜络（红花三分泡汤同炒）三钱，白灯心（西血珀末五分同拌）三分；桑枝一两，泽泻三钱。

药效：一剂后入夜即见平安，续进四剂由渐平复。继因恼怒劳累，其疾复作，一如前状，再来索方求诊。

二诊：1964年3月4日。

服一个月方后，本已诸恙告安，今又以恼怒劳累而复发。怒则足以气涌，劳则足以气耗，气已见涌见耗，则膺痛而神疲必然之势也。本情势较前为轻，当于前旨益气通络之中佐以健力之味，俾可支撑其虚乏。

瓜蒌皮四钱，白杏仁四钱；旋覆花（包）二钱，生蛤壳一两；炙橘白钱半，生米仁五钱；炒枣仁三钱，远志肉钱半；丝瓜络（红花三分泡汤同炒）三钱，白灯心（西血珀末五分同拌）五分；川断三钱，桑寄生五钱。

三诊：1964年3月14日。

心跳安，气急平，才得平卧安眠，唯尚觉膺痛未净，行动乏力。被阻之气络通而未通之象也，半由于气滞，半由于体亏，当加重健力之味，俾可收气行行气之妙。

前方加杜仲钱半，金毛脊四钱。

【按】庄氏之病患负之久矣，心跳气急，月发数度，发越勤则体越虚，体越虚则病越重。至近旬，每日必频频而作，遂致气涌而夜寐不宁，痰嘶而胸次不畅，痰以热生，热以湿聚，由是痹络阻气，胸闷气急，进而心荡不宁。是以欲解其厄，先须宣畅肺金以通络气，气通则络舒，络舒则热泄湿化，而更无窜扰冲逆之患矣。故初诊即以白杏仁、枳壳畅肺豁痰，旋覆花、白前散郁降痰，炙橘白、生米仁化痰渗湿，枣仁、远志养心利窍，桑枝、红花炒丝瓜络行气活血以利络脉，泽泻、西血珀拌白灯心泻湿火以安心神，仅服五剂而告宁适。一个月以来，遽因劳累而复发，再来诊治，乃参照前情以应之。以其久病体虚，仅在宣化之中佐以川断、桑寄生、杜仲、金毛脊流动之补味，无碍于气化，药后即见平复。曾经检查为风湿性心脏病、二尖瓣狭窄、闭锁不全、心房纤维性颤动等情况，就吾经历其为病在于气血痰湿风火阻塞其气运而不通也，当相机求通则气血调达而万病除矣。

34. 心悸（一）

董某，女，23岁，海宁路168号。

初诊：1962年8月17日。

肢节疼痛由来已久，继即影响及心跳。发时辄感头痛齿痛，耳响目花，少寐，便通溲黄，经闭不行。经西医检查为风湿性关节炎而波及心脏病，即积病转虚，转虚益甚，非寻常轻证也，当慎思而熟筹之。

炒枣仁三钱，远志肉钱半；连翘心三钱，竹沥夏三钱；煅石决明一两，磁朱丸（包）四钱；冬瓜子五钱，生米仁四钱；枳壳钱半，陈佛手一钱；六曲（包）四钱，乌药钱半；

车前子（包）四钱，桑枝一两。

二诊：1962年8月23日。

心悸较减而关节疼痛，甚至自觉焮热，头痛齿痛依然，月事未来。骨骼久痛化热，总由中宫痰气湿热痹阻，当于宣达之中大清湿热，使湿邪无遁迹之处，当两顾之。

炒枣仁三钱，远志肉钱半；连翘心三钱，竹沥夏三钱；枳壳钱半，陈佛手一钱；川断三钱，桑枝一两；炙鸡金四钱，春砂仁末（后下）八分；忍冬藤五钱，冬瓜皮五钱；杭甘菊二钱，煅石决明一两。

三诊：1962年8月31日。

心悸已平，胸闷肢痛，尚见头痛仍然，走窜无定，便通溲黄。于法宜宣中气以化痰湿，清络热以和骨节。

炒枣仁三钱，远志肉钱半；枳壳钱半，郁金一钱；白杏仁四钱，竹沥夏三钱；冬瓜皮五钱，焦米仁四钱；赤芍三钱，桑枝一两；白茅根（去心）一两，忍冬藤五钱；丝瓜络三钱，伸筋草四钱。

【按】董女痹痛病有年矣，一身肢节淹缠疼痛，在外则畏凉风之侵凌，在内则感热气之窜扰，虽在夏月，必须御长袖之服以慎其风。异哉！表里情况之不同若是之甚耶。无他，失其通而已矣。气通则内外和畅，气阻则表里异感，此乃致病之源。营络不通则肢节疼痛，内脏不舒则心脏受感，故治病首应着重病中之病，乃可收效于自然而不至困难也。故《内经》言："治病必求于本。"彼病有年矣，遂致因病益虚、因虚益病而成百病丛生之态：心悸也，头晕也，耳响也，目花也，进而至于经闭。忧苦之深，无以复加，经西医检查为风湿性关节炎、风湿性心脏病。经诊细审之，其病虽二，其情则一，乃心肝之火不潜、痰湿之邪阻痹，凝聚于络脉则关节痛，冲击于心脏则心悸动，法当首先宣通气机以主之。初诊远志、枣仁通痰气以宁心，连翘心、竹沥夏清心火以化痰热，煅石决明、磁朱丸降虚阳以宁心神，冬瓜子、生米仁利湿，枳壳、陈佛手宣气，六曲、乌药助运理气，桑枝通关节，车前子利水道。二诊畅郁阻之痰气、清络分之湿热，药后心肝之火稍戢，但郁结之痰气、络分之湿热尚未十分宣通。三诊后自觉一身之气血得以流畅，全体关节得以轻捷，由是心悸定而骨痛和，月事亦得以时下，工作如常已达年余。兹因整理是案而嘱弟子某径访之，据称治后甚觉安适，心亦宁静，行动如常人，夏日可无须长袖以护寒邪，称谢不置。

35. 心悸（二）

李某，男，54岁，昆山路276号3楼。

初诊：1963 年 12 月 16 日。

心悸汗出，时作时止，头昏少寐，动则气急，四末欠温，经检查动脉硬化心脏病、心动过速。病根十年，兹则复发，脉弦。肝木偏亢，心阳独炽，治以养肝清心、交泰阴阳。

炒枣仁三钱，远志肉钱半；抱木神四钱，龙眼肉四钱；川断三钱，桑寄生五钱；合欢皮五钱，夜交藤五钱；连翘心三钱，朱灯心五分。

另：猪心一只，黑豆一撮，红枣二十只，可常煎服。

二诊：1963 年 12 月 21 日。

心悸动荡不宁，每因感触而猝发，发时汗出肢冷，药后情况得有好转，仍觉头昏少寐，动则气急，法当镇肝以宁神。

炒枣仁三钱，远志肉钱半；抱木神四钱，连翘心三钱；川断三钱，桑寄生五钱；合欢皮五钱，夜交藤五钱；磁朱丸（包）四钱，川石斛四钱。

三诊：1963 年 12 月 26 日。

寐得酣而口少液，热在上而目发赤。阴阳果得相融，肝木之火自戢，再宗前旨以求平秘。

前方去合欢皮、夜交藤；加白芍三钱，料豆衣四钱。

【按】心悸，或因气火之窜扰，或因痰气之涌逆，或因营血之亏少，当审辨之。原夫心主血，肝藏血，既司营血之输布，又有赖于营血之濡养。故肝血少则枯木偏亢，心营亏则君火易炽，二火交并则猖狂之势更形鸱张，冲击之患益见激烈，心室不宁摇摇如悬旌。李君罹此疾厄有年矣，或辍或作，每以劳累交加、情志感触之时猝然而发。发时汗出肢冷，汗为心液，其出溱溱，则营分更伤；汗遍四肢，其冷飒飒，则阳气不敷。余如头昏、气急、少寐，皆因病致病、因虚益病之貌也。凡病久体乏则阴伤阳亦伤，治者宜两顾之。阴以阳而运，阳以阴而潜，未便以偏亢之见，而妨碍其阴阳交泰之通也。初诊枣仁、远志养心敛汗以化痰浊，抱木神、龙眼肉养营益智以宁心神，川断、桑寄生补肝肾以和营络，合欢皮、夜交藤谋交泰以通阴阳，连翘心、朱灯心泻火以宁心神。二诊去龙眼肉、朱灯心，加磁朱丸、川石斛镇浮阳以益真阴。三诊去夜交藤、合欢皮，加白芍、料豆衣滋养肝木而收敛心阳，另用猪心、黑豆、红枣煎汤常服，取其养血和营以补心也。前后各诊仅一二味之增损，却扣紧病机而演进，乃奏肤功。病去体健照常复工，此后恒绍介其戚友来诊。至于本案之治旨，始终以阴阳平秘、气血通塞为轻重，使其清而不至于寒，补而不至于热，才使久缠之病痛一旦得以消释于无形。要知治通之术不一，时而锐力攻病以求通，时而调顺其势以促其自通，以此法而治之，往往得以解艰险而祛纷扰，以售吾计焉。

36. 心悸（心脏扩大）（三）

浦某，男，46岁，延庆路110弄81号。

初诊：1960年3月22日。

头时昏，心易跳，胸懊，寐多梦，腰酸肢软。肝木偏亢则气火窜扰，心阳独炽则躁烦不安，法当平肝宁神兼求润滑以通降之。

连翘心三钱，竹沥夏三钱，抱木神四钱；远志肉钱半，陈皮钱半，竹茹三钱；磁朱丸（包）四钱，朱灯心五分；白蒺藜四钱，钩勾（后下）三钱；杭菊二钱，瓜蒌仁泥六钱。

二诊：1960年3月27日。

心肝二火交炽，鼓涌气火痰浊，乃见头晕耳响、心跳善惊、口干欲恶，幸腑垢已通，溲色转深，慎之。

煅瓦楞粉（包）一两，磁朱丸（包）四钱；竹沥夏三钱，抱木神四钱；炒枣仁三钱，远志肉钱半；连翘心三钱，黛灯心五分；钩勾（后下）三钱，煨天麻八分；杭菊二钱，黑栀三钱。

三诊：1960年4月4日。

头晕、心跳、口干，气火升逆也；便少溲黄，里热犹炽也；腰脊痛，体力匮乏也。当再宗前旨出入以治之。

生紫贝齿五钱，磁朱丸（包）四钱；白蒺藜四钱，钩勾（后下）三钱；竹沥夏三钱，远志肉钱半；炒枣仁三钱，连翘心三钱；金毛脊四钱，粉草薢四钱；黑山栀三钱，杭菊二钱；火麻仁泥七钱，通草一钱。

四诊：1960年4月25日。

心肝二火交炽之疾，变幻百出也。在上诸恙均减，转而下注为病，腰脊痛也、脚底酸也，尽为肝肾匮乏之证。当上下相应以治之，使无窜扰之患。

煅瓦楞粉（包）一两，沉香屑（后下）四分；竹沥夏三钱，灵磁石四钱；炒枣仁三钱，远志肉钱半；黑栀三钱，瓜蒌仁泥七钱；杭菊二钱，钩勾（后下）钱半；白蒺藜四钱，煨天麻八分；龙胆泻肝丸（吞）钱半。

【按】浦某罹疾七载，百病交集。惊悸、多梦，病于心也；头晕、不寐，病于肝也；余如腰酸、便艰、溲黄，乃病及肾而火炽也。久病阴伤最易气火窜扰，或上或下而为患也（经检查为神经衰弱、心脏扩大），屡治无效。察其神，审其脉，实者实，虚者虚，在标宜清头目、化痰浊泄郁热，在本宜清心宁神、平肝降火。初诊重在息风化痰，先去其附丽之痰，以便日后调理之途径。二诊、三诊镇心肝之火、清郁结之痰。四诊时肝阳平、痰热化，忽又见脚底酸，为肾阴匮乏也；口干黏，为阴不足也。虽然久病阴伤而反复窜扰，殊为困人，姑暂折其火以求其本，以增入龙胆泻肝丸以泻之。药后诸恙渐次平定，体力日见康复，四年于兹健复如常。总之，法有定例，而病机善变，当观其虚实而善治之，其效可操券而待焉。

37. 内伤百郁病

刘某，男。

初诊：1961 年 4 月 22 日。

营阴匮乏已极，积年累月失调，疾病纷扰，昕夕失安，如头晕、口淡、胸闷、心荡、多梦、少寐、便艰、溲利等状，皆其见端也。为亡羊补牢之谋，宜清心平肝为治。

煅石决明一两，磁朱丸（包）四钱；连翘心三钱，竹沥夏三钱；枳壳钱半，炙橘白钱半；远志肉钱半，黛灯心五分；白蒺藜四钱，煨天麻八分；决明子四钱，夏枯草四钱；黑山栀三钱，瓜蒌仁泥一两。

二诊：1961 年 4 月 29 日。

通之道尚矣，在此千头万绪之中，非先开不能得其合，非先通不能得其补。故在前方则通降以下浊，本方则益阴以潜阳，俾欲症状由渐就范而获效也。腑垢得下，是为佳象。

黑元参四钱，鳖甲五钱，白芍四钱；连翘心（朱拌）三钱，盐半夏三钱，北秫米（包）四钱；枳壳钱半，竹茹三钱，炙橘白一钱；远志肉钱半，白灯心五分，决明子四钱；料豆衣四钱，杭菊二钱。

三诊：1961年5月6日。

口干淡黏，虚热缠扰也；心跳少寐，阳失潜藏也；动则头晕，心肝之火犹未敛戢也。总核病机，尚须于益阴平肝之中佐以清心宁神为法。

大生地五钱，大白芍四钱，炙鳖甲五钱；连翘心（朱拌）三钱，盐半夏三钱，北秫米（包）四钱；陈皮钱半，竹茹三钱，枳壳钱半；决明子四钱，杭甘菊二钱，夏枯草四钱；白灯心五分。

四诊：1961年5月13日。

治理阴虚肝亢之证，当求阴阳得其交纽，无偏寒偏热之弊，法宜补阴以益水、潜阳以制火，两法得相应之用也。

大生地五钱，制首乌五钱，肥玉竹四钱；煅牡蛎一两，炙鳖甲七钱，龟腹甲（水炙）一两；北秫米（包）四钱，盐半夏三钱，朱连翘三钱；决明子四钱，杭甘菊二钱，夏枯草四钱；料豆衣四钱，白芍四钱。

五诊：1961 年 5 月 27 日。

迭进益阴潜阳之剂，浮阳渐戢，当再增益之。

前方去玉竹，加黑元参四钱。

六诊：1961 年 6 月 3 日。

原浮阳有相色之关系，又有附丽之效用，《经》所谓"阴在内，阳之守也；阳在外，阴之使也"。故人身之阴阳贵得其和，若或烦劳过度、眠食失节，必至阴阳失其平衡，而变生种种病痛。令服前方补益气阴之剂，已得应机安谧，正宜及时予以通灵之味，以益神明而达健复。

孔圣枕中丹（分 2 次吞）三钱；大生地五钱，制首乌五钱；炙龟甲一两，炙鳖甲一两；远志肉钱半，连翘心三钱；白芍四钱，料豆衣四钱；决明子四钱，杭甘菊二钱；磁朱丸（包）四钱，黛灯心五分。

七诊：1961 年 6 月 10 日。

药后神色转健，惟体力尚亏，当然有赖于培补和将养，尤宜力求息心欢散，冀达恬恢无为之境而日臻健复也。

方药同前。

【按】刘君为某医院院长，革命干部。当年宣劳国事，备受艰辛，因之气血交亏，积劳不复，而酿成种种病痛，虽经治疗，迄难奏效。审视之，乃为吾所名之"内伤百郁病"也，今之所谓神经衰弱。其因于内伤郁而生变，诸端形症，纷纭不一。头晕、心荡为气火升浮也，少寐、多梦为痰热郁蒸也，口淡为内伤之征，便秘乃通降失常，脉来弦滑为阴虚肝亢而积有痰火，故时见昏厥。罹病既久，根株自深，理之殊不易也。原人事之动作，尽赖于心肝之神明与谋虑。心阳肝火交炽，则元阴尽被灼铄。此时应首从心肝调治入手，尤宜力求其通，俾可火戢而下降。若仅事滋养，徒资粮于寇耳。故初诊方内之黑栀、瓜蒌仁泥为治理本病之关键，勿以久病之质而怯于润下，致误病机则非计也。二诊、三诊始放手治病，予以益阴宁神、平肝化痰。四诊、五诊以生地、首乌、元参滋养肝阴，牡蛎、鳖甲、龟甲潜镇浮阳，前者要在濡润，后者重在镇逆，刚柔并济，至为得宜。余如北秫米、盐半夏、朱连翘则清心化痰，决明子、杭甘菊、夏枯草则清热平肝，白芍、料豆衣则益阴敛阳。药后阴气渐复，浮阳较潜，苦于脑部尚不清明，乃于六诊、七诊时增入孔圣枕中丹，藉龙龟灵气芳香利窍以通神明。再经调半月，宿疾便见霍然，健复视事，至足慰也。

38. 肺痨（肺结核空洞）

周某，女，43岁，汉口路。

初诊：1963年8月1日。

痨咳有年矣，形体瘦削，痰吐黄白，动则头晕目眩，咳则肋背引痛，胸次不畅，便通溲黄，经检查为肺结核空洞。虚热内蒸，阴分耗伤，即吾侪所谓劳损也。治宜清热润肺平肝。

生蛤壳一两，白石英（煅）四钱；甜杏仁四钱，瓜蒌仁四钱；枯芩（炒）钱半，芦根一两；黑栀三钱，知母三钱；石决明（煅）一两，杭甘菊二钱；桑麻丸（包）四钱，料豆衣四钱。

二诊：1963年8月4日。

肋背痛稍见松减，咳痰利尚未清净，头胀目重，虚乏而不胜也。法当清润而参以微补为宜。

海蛤粉三钱，桑麻丸四钱；杭甘菊二钱，料豆衣四钱；杏仁霜五钱，冬瓜子五钱；川断四钱，桑寄生四钱。

共研细末，每服一钱，日服2次，开水调服。

三诊：1963年8月22日。

咳嗽痰多，胸背隐隐引痛，便通溲黄。积病之躯，宜相其情况而调理之。

瓜蒌皮四钱，杏仁霜四钱；黑元参四钱，麦冬四钱；枯芩二钱，知母三钱；川贝母二钱，凤凰衣二钱；桑麻丸五钱，杭甘菊二钱；海蛤粉五钱，飞中白二钱；合欢皮四钱，百部（蜜炙）一钱；蚕豆花四钱，十灰丸四钱。

共研细末，每服五分，日服 4 次，开水调服。

另：鲜荷梗一尺，六一散（包）四钱；瓜蒌皮四钱，杏仁霜四钱；丝瓜络三钱，橘络二钱；枯芩（炒）二钱，竹茹三钱；白茅根（去心）一两，桑枝一两。

煎汤服三帖。

四诊：1963 年 9 月 17 日。

痰少，咽间尚觉梗阻，腹部时见胀满。前者为阴薄积痰，后者为气弱运迟，于法当两顾之。

瓜蒌皮四钱，杏仁霜四钱；桑麻丸四钱，杭甘菊二钱；煅瓦楞粉五钱，海蛤粉三钱；川贝二钱，凤凰衣二钱；枯芩（炒）钱半，知母三钱；十灰丸四钱，合欢皮五钱。

共研细末，每服五分，日服 4 次，用药汁或开水调服。

另：乌药钱半，陈佛手一钱；沉香曲（包）四钱，保和丸（包）四钱。

煎汤调粉药服。

五诊：1963 年 10 月 23 日。

药后腹胀减而带下，痨咳之疾已见转机，当就前旨中所不足者增益之，以速其效。

前方加远志肉钱半，花粉四钱，共研细末，每服五分，日服 4 次，开水调服。

另：愈带丸三钱，乌贼骨五钱，煎汤送丸。

六诊：1963 年 12 月 2 日。

调治以来日见好转，经检查空洞已见缩小，尚宜清润以养肺、化热以止咳，俾可一帆风顺。

瓜蒌皮四钱，杏仁霜四钱；桑麻丸四钱，杭甘菊二钱；北沙参五钱，天冬二钱；枯芩（炒）钱半，知母三钱；川贝母二钱，凤凰衣二钱；远志肉钱半，海蛤壳五钱；十灰丸四钱，合欢皮五钱。

共研细末，每服五分，日服 4 次，开水调服。

【按】痨咳之疾多因阴损火炽、燥液蒸痰、痰贮肺络，乃致肺失清肃。缠绵时日，耗乏过深，理之不易。周氏痨咳日久，时见咳血，痰吐黄白，形瘦骨立，气阴交亏，痰火互蒸。阴薄肝亢，则气火易于升逆，络脉失于调养。时见头晕胸闷，背肋引痛。益气养阴虽为务本之谋，而化痰清火尤为应急之需。此病最虑肺脾同病，在用药应变之际，宜顾及无

内科

碍脾土为要。原肺为娇脏，喜清喜润也。初诊生蛤壳、白石英降气润燥，瓜蒌仁、甜杏仁润肺化痰，枯芩、芦根清肺胃之热，黑栀、知母泻三焦之火，石决明、杭甘菊平肝潜阳，桑麻丸、料豆衣益肾明目。药后咳得减，唯劳咳已久，络破而肺伤，经西医检查为肺有空洞。乃予以补肺空洞方以应之：瓜蒌皮、杏仁霜润肺化痰，黑元参、麦冬清润肺金，枯芩、知母泻火清热，川贝、凤凰衣补缀肺洞，合欢皮、百部杀虫祛腐而生肌，海蛤粉、飞中白清降痰火，桑麻丸、杭甘菊平定肝阳，十灰丸、蚕豆花止血润肺。制粉调服，以求药力散布之功。嗣后随证稍有出入，佐汤剂以调服，以作有备无患之谋。或清暑天之热毒，三诊也；或理腹胀之气滞，四诊也；或止绵绵之带下，五诊也；或调营血以和络，六诊也。标本两顾，始见疗效。调治四月，再度复查，据称空洞已见隐约。治在清热化痰存阴之中，求其肺部气化之润而通也。

39. 劳损

周某，男，42 岁，张家宅 84 弄 1 号。

初诊：1963 年 9 月 9 日。

素有肺痨，虚热留恋，金受火刑，作咳不已，引起肋背尽痛，致使一身乏力，兼病肝脾微肿。退热养肺、止咳和络，为当今急迫之治也。

地骨皮（水炙）三钱，功劳叶三钱；竹茹三钱，丝瓜
络三钱；橘络二钱，白茅根（去心）一两；马勃八分，川
贝（研末分次吞）二钱；川断三钱，金毛脊四钱；生蛤壳一
两，青葱管（后下）一尺。

二诊：1963年9月14日。

虚热留恋月余，咳嗽、肋痛、四肢软，药后不见好转，
积损尚待培养，惟肝、脾、肾三家同病之躯，当权其轻重
先后以应之。

地骨皮（水炙）三钱，功劳叶三钱；瓜蒌皮四钱，甜杏
仁四钱；竹茹三钱，丝瓜络三钱；橘络二钱，白茅根（去
心）一两；生蛤壳一两，川贝（杵，包）二钱；青葱管（后
下）一尺，桑叶二钱；金毛脊四钱，粉萆薢四钱。

三诊：1963年9月17日。

迭进退热润肺之剂，咳嗽止，肋痛已，纳得醒，寐能
酣，洵佳象也。劳损日久，三阴同病，在本宜尽力培养，
在标应慎护寒暖，俾可由渐健复。

北沙参三钱，天冬（朱拌）二钱；川贝二钱，飞中白
（包）二钱；地骨皮（水炙）三钱，功劳叶三钱；制首乌五
钱，白芍（甘草一钱同炙）三钱；怀山药四钱，资生丸四

钱；炙橘白钱半，百部（蜜炙）一钱。

共研细末，每服一钱，日服 2 次，开水调服。

四诊：1963 年 11 月 11 日。

驰书述情，肋痛已止，胃纳日增，夜得酣睡，昼亦神健。唯多矢气，畏久坐，腿部感冷，肌肤觉燥，尚是气血不足失于滋泽之象也。仍宜宗前旨补益之。

当归三钱，潞党参三钱；制首乌五钱，北沙参五钱；冬术四钱，怀山药四钱；功劳叶五钱，香谷芽五钱；白芍（甘草一钱同炙）三钱，百部（蜜炙）一钱；川贝母二钱，飞中白二钱；川断四钱，金毛脊四钱。

共研细末，每服一钱，日服 3 次，开水调服。

【按】周某任教陕大，授课后每感劳累，以其积损有年也。西医目为肺结核，时见咳嗽、肋痛、纳呆、神倦，近月余又复低热留恋，眠食欠佳，神疲乏力，忧郁烦闷，意兴索然。兹以回沪省亲，得以来诊。询之肺疾而内热稽留，望之瘦弱而神疲，切之脉数而软弱少力。只可先事清理，方得入手调养。初诊清肺以和络、润肺以止咳，药后得清润之益而咳减痛止。二诊循前旨以进之，续投三剂，意得热除咳减、纳醒寐安。骨蒸之内热既清，转输之中运亦健，正宜大力培养之，以复其所虚。惟积损日久，肺、脾、肾三家同病之躯，非统筹兼顾，难以图功也。三诊处以北沙参、天冬益阴生津，地骨皮、功劳叶泻火除蒸，制首乌、白芍、甘草滋益肝肾，山药、资生丸健脾助运，炙橘白、百部理气杀虫。药后日见健旺，乃携方还陕，恢复工作。相隔月余，驰书述诊，乃进以培养气血、益补肝肾之剂。近询其母，言已复常矣。盖以劳损之疾，理之不易，必先考核其虚实，以定治理之先后，稍一失措，滋患易易也。

40. 浮肿

谢某，男，39岁，溧阳路133弄14号。

初诊：1961年3月7日。

面浮肢肿，病连三月，四肢乏力，素有咳喘宿疾。肺气失宣则痰浊壅滞，中运不健则水湿潴留，肺脾同病，法当泄降渗利两解之。

苏梗三钱，紫菀钱半，白杏仁四钱；冬瓜皮五钱，车前子（包）四钱，生米仁四钱；旋覆花（包）二钱，生蛤壳一两，煅代赭石三钱；木瓜钱半，丝瓜络三钱；川断三钱，桑寄生五钱。

【按】脾主四肢，司水湿之输化；肺朝百脉，主气机之调达。苟或肺失清肃，痰气壅滞，作咳作喘；脾乏运化，水湿潴留，为肿为胀。病情虽二，其源则一，皆为宗气之不足也。是以宣肺健脾以调畅三焦之气化，则痰浊得化、水湿得泄。喘咳也，浮肿也，随机可得以消释。乃投以苏梗、紫菀、杏仁宣肺气达肌表，消身半以上之浮肿；冬瓜子、车前子、生米仁利水道化痰湿，逐身半以下之肿胀；旋覆花、生蛤壳、代赭石平气以涤痰；木瓜、丝瓜络舒筋以和络，川断、桑寄生补肝肾和血脉而利关节。三月浮肿，一药而愈。原吾宣肺健脾之旨，乃求上下表里气化之流通也。唯喘咳之病，积久痼疾，再事调治，即见向愈。治病者，处病情分歧之际，当核其情，察其势，以分治之。要知风性升浮，在上宜宣之、散之；湿性重浊，在下宜利之、通之。明其通塞之机，不难应手而获效焉。

41. 寒滞腹痛

谢某，女，12岁，山西北路457弄36号。

初诊：1963年1月1日。

头麻口淡，痰吐白沫而黏，胸闷作恶，当脐腹痛，便秘二日，小溲尚通。病经两旬余，寒滞交阻，气化失调，非上通下达不易定其厄也。

苏梗三钱，枳壳钱半；白蔻仁（杵，后下）八分，姜半夏三钱；青皮钱半，广木香一钱；六曲四钱，楂炭三钱；莱菔子（炒）四钱，车前子四钱；生紫菀钱半，白杏仁四钱；白蒺藜四钱，赤芍三钱。

另：玉枢丹一分，入生姜汁七滴，开水和服。

二诊：1963年1月7日。

药后恶止而腹和，乃以气通而垢下也。惟口淡，胸仍闷，尚是痰气通而未畅之象。体弱运迟，最虑积病淹缠，当宗除邪务净之旨，以涤其余患。

苏梗三钱，枳壳钱半；六曲（包）四钱，姜半夏三钱；广木香一钱，乌药钱半；车前子（包）四钱，通草一钱；桑枝一两，赤芍三钱；沉香屑（后下）八分，莱菔子（炒）四钱。

【按】孩提之童，少七情之烦扰，多六淫之侵袭。腹痛者，常疾也，乃轻其病之常而玩忽之，竟迁延日久而达两旬。噫！弱质病久，何堪当之。大凡痛者不通也，寒邪客于表，食滞阻于里，寒滞交阻，表里同病，于法当温散寒邪、疏化气滞。初诊苏梗、枳壳疏化寒邪，蔻仁、姜半夏温通气化，青皮、木香疏气止痛，六曲、楂炭导滞助运，莱菔子、车前子利水通便，紫菀、杏仁畅肺气以祛风，白蒺藜、赤芍和营分以解表。另服玉枢丹宣痰以利气，气通则痰化，痰化则恶止而腹和，亦即上通则下达之意也。三剂后腑通而气和，当乘势清理之，以祛留邪而免贻患。二诊去青皮、楂炭、紫菀、杏仁、蔻仁，加乌药、川楝子、桑枝、丝瓜络、沉香屑，取疏气、降气、调气以和内脏，续服三剂，腹痛全愈。由是可知治寒凝气滞之腹痛，首宜逐寒气以宽胀、助中运以化滞，气和滞通，何病之有？

42. 痹证

邹某，男，16 岁，净土街 70 号。

初诊：1963 年 12 月 24 日。

寒热后，连经五日，两腿酸痛，屈而不能伸，背负而来诊。便闭甫通，小溲热赤，痰吐厚韧，难于咯出，一身怕冷。病属寒邪感于外，痰热郁于内，乃至经气不和，络脉失宣。治宜通中宫之痹阻，以利气血之周转。

内服方：苏梗三钱，枳壳钱半；生紫菀钱半，白杏仁四钱；瓜蒌皮四钱，竹茹三钱；莱菔子四钱，保和丸（包）四钱；牛膝钱半，木瓜钱半；丝瓜络三钱，伸筋草四钱；桑枝一两，白茅根（去心）一两。

外焐方（不可吃）：王不留行一两，落得打一两；防风五钱，羌活五钱；乳香三钱，没药三钱；苏木一扎，木瓜五钱。

同包煎汤，布绞焗之，自髋部而下，留出趾尖。

二诊：1963 年 12 月 25 日。

寒热六日，仍然怕冷，两腿酸疼，药后甫见轻减，尚觉屈而难伸，举步不能着力，便通溲利。此乃外寒里热、痰湿痹络之证，乃致阻遏筋气络分不和也。

独活一钱，防己钱半；牛膝钱半，木瓜钱半；丝瓜络三钱，伸筋草三钱；焦米仁五钱，豨莶丸（包）五钱；桑枝（酒炒）一两，秦艽（酒炒）钱半；瓜蒌皮四钱，白杏仁钱半；生紫菀钱半，枳壳钱半；白茅根（去心）一两。

外焗方同上。

三诊：1963 年 12 月 28 日。

自诉服药 4 剂后，两腿能屈不能伸，举步不能着力之状，竟得全部消失。但在欲动欲立之间犹嫌力不足耳。兼病咳逆及胯核，更宜两顾及之。

炙紫菀七分，白杏仁钱半，冬瓜子五钱，丝瓜络三钱；川断（盐水炒）四钱，桑寄生五钱；牛膝钱半，木瓜钱半；土贝（杵，包）二钱，赤芍三钱；秦艽（酒炒）钱半，桑枝（酒炒）一两；豨莶丸（包）五钱，焦米仁五钱；金毛脊四钱，粉萆薢四钱。

另：阳和膏两张，贴鼠蹊穴上。

四诊：1964年1月3日。

两腿由不能动而能动，由不能走而能走，特尚少力，当以流通之法治其标、培养之旨固其本，标本兼顾，得效较多。

白杏仁四钱，枳壳钱半；木瓜钱半，丝瓜络（酒炒）三钱；豨莶丸（包）五钱，晚蚕沙（包）五钱；川断四钱，金毛脊四钱；杜仲钱半，桑寄生五钱。

五诊：1964年1月8日。

两腿痹痛，药后得痛止而能动，快事也。唯神色瘦弱殊甚，急需作速清理，俾可即日大力培养之，以复其所损。

六曲（包）四钱，宋半夏三钱；陈皮钱半，焦米仁四钱；豨莶丸（包）五钱，晚蚕沙（包）五钱；川断三钱，桑寄生五钱；杜仲三钱，金毛脊四钱；木瓜（酒炒）钱半，丝瓜络（酒炒）三钱。

六诊：1964年1月13日。

两腿甫得行动如常，但形瘦色苍，尚是病后气血亏虚之证，千万慎寒暖、节饮食，再进以养血健力之方，其效可操券也。

生黄芪三钱，全当归三钱；杜仲四钱，金毛脊四钱；

川断五钱，桑寄生五钱；健步虎潜丸五钱，豨莶丸五钱。

共研细末，用酒炒桑枝二两煎汤调服。

服法：

第一期三天，每日服一钱。

第二期三天，每日服二钱，分2次服。

第三期，每日服三钱，分3次服。

七诊：1964年1月24日。

两腿痿软酸痛虽愈，值此隆冬蛰藏之际，正宜及时培养之，以谋达乎健全而祛其根株。

方同前，共研细末，每服一钱，日服3次。

用酒炒桑枝一两，煎汤调服。

八诊：1964年2月4日。

连投养血健身之剂，药后已得健复，再予丸剂以增其力。

健步虎潜丸四钱，六味地黄丸四钱，两药分早晚2次间日轮流吞服。

用冬瓜皮七钱，通草一钱，桑枝一两，煎汤送吞。

【按】邹某禀质阴亏火旺，上焦积聚痰热，加之涉水浸冷，猝起寒热足痿，外伤于胃寒，内病于积热，遂致表里风寒痰热痹阻，络气失其流通而为患矣，未可仅以风、寒、湿三者合而为痹目之。便闭溲赤，热炽于里也；痰吐厚韧热蓄于肺也；寒邪客于外，热痰郁于里，寒热相搏，痰气交郁，安得不病耶？青年之患病，七情少，六淫多，故治旨宜祛邪以求通。原夫肺主气，气行则络亦通，亦前人所谓肺气旺则脏腑之气皆旺也。初诊首重宣肺以利痰、疏气以和络，药后果见安适。痛减，而痰吐较爽。外焗方活血和络，祛风之力尤雄，故得效较捷也。二诊则以祛风化湿、清热通络为主，辅以宣肺之剂，药后已能动立，惟弱质不耐攻伐，既攻其半，即转疏和。三诊去独活、防己之攻窜，益川断、牛膝以健力。四诊、五诊循前旨以进展，渐次增入培本，以期邪祛而体健。六诊时专为培本计，以黄芪、当归补益气血，杜仲、金毛脊壮健体力，川断、桑寄生培补肝肾，健步虎潜丸益筋骨，豨莶丸祛风湿。制散剂以服之，冀药力之周遍。八诊制以丸药善其后。

连服两旬余，已体健而复学矣。痹者，闭也，乃痛苦之顽疾，温而逆其机则易聚热，散而逾其分则虑疲乏。此际用药方针，全在轻重缓急配合得宜。而致力之处，尽在宣泄上见功夫，始可由否转泰，剥极而复也。

43. 寒湿痹痛

李某，女，25岁，江西中路138号。

初诊：1962年12月25日。

当年栉风沐雨，冒暑受寒，负重劳伤，饥饱违常，真所谓寒邪侵其体肤，劳苦伤其筋骨，遂成痹病。左侧腰肋牵强，下及腿胯，肌肤失其融和，感受寒冷，触发旧疾，又历三月。积病既见根深，络气为之痹阻，舍温化宣通何以获效耶?！

当归片（吞）六片，赤芍（酒炒）三钱，金毛脊（酒炒）四钱；白杏仁四钱，枳壳钱半，竹沥夏三钱；木瓜钱半，丝瓜络三钱，伸筋草五钱；桑寄生五钱，泽泻三钱；秦艽钱半，桑枝一两。

祛风逐湿外熓方（不可吃）：净乳香四钱，净没药四钱；王不留行一两，落得打一两；防风五钱，独活五钱；苏木五钱，木瓜五钱。

功效：活血祛伤，逐风通络。

二诊：1963年1月2日。

伤湿劳乏达于筋骨，左腰肋牵强而致腿胯酸痛。肝肾积虚，失于固摄，故带下如冲而致怯寒力软。药后虽得渐见缓解，仍宜全力以赴之。

带叶苏梗三钱，当归片（吞）六片，赤芍（酒炒）三钱；白杏仁四钱，枳壳钱半，竹沥夏三钱；木瓜（酒炒）钱半，丝瓜络（酒炒）三钱，伸筋草五钱；秦艽（酒炒）三钱，桑枝（酒炒）一两；金毛脊（酒炒）四钱，粉草薢四钱，愈带丸（包）三钱。

三诊：1963年1月11日。

腰肋腿胯疼痛，得暖便减，尽是当年积感寒湿之病根也。内服方药既见合宜，毋庸更张，外敷药汁着重温化，足以补助之。

内服方同前。

外敷方（不可吃）：王不留行五钱，落得打五钱；苏木五钱，桃仁五钱；木瓜五钱，川草乌（合）五钱；苍术四钱，净乳没（合）五钱；独活五钱，钻地风五钱；全蝎一钱，红花三钱；肉桂粉五分。

共研细末，用蜜糖调敷。

四诊：1963年1月15日。

诸恙得减，唯积病之躯，体力一时难以遽复，仍需守定温阳为法。

大活络丹一丸，分2次送吞。

用下药煎汤送服丸药：桑枝一两，丝瓜络三钱；川断三钱，补骨脂钱半；怀牛膝钱半，桑寄生五钱；乌贼骨五钱，愈带丸（包）五钱。

外焐方（不可吃）：方药同初诊。

【按】《经》云："风寒湿三气杂至，合而为痹。"但因其感触情景之有异，乃致所患偏胜之不同，未便泛泛视之。李氏当年致力革命，备尝艰辛，跋涉奔波，寒暑侵袭，筋骨为之疲惫，气血因而不和。究其因当然为寒湿所侵，观其情则见得暖便减，自然以逐寒化湿为得计也。初诊当归、赤芍、金毛脊活血和络以养筋骨，杏仁、枳壳、竹沥夏宣气化痰以理气机，木瓜、丝瓜络、伸筋草舒筋活络，秦艽、桑枝活血通络，寄生、泽泻健力化湿，外焐方以祛风散寒活血止痛为旨。

二诊症情如故，带下颇多，乃照原方增损之。药后渐得进展，但以寒湿之深伏，体力之虚乏，一时不易骤然祛除，乃再予以重剂逐寒之外敷药，使有增力温化之功，而无燥烈伤阴之弊。汤液敷贴，同举共进，方得转松而痛减，仍宜慎护其后，俾免反复，付以大活络丹逐风活血，药后喜得痛已，步履亦得自然。原吾治痹之至要，前在宣肺，良以太阴主乎气，气通则血行，血行则络和，客邪可无羁留之地，气血乃有流畅之力。故养血和络、散寒化湿相辅并行，至为得计。内服之方疏和全身之气血脉络，外敷之药温散局部之寒湿瘀阻，相互应用乃收殊功。

44. 肌灼低热

赵某，女，26岁，保安路165号。

初诊：1964年1月22日。

肌灼留恋，历经十月，缠绵不已，头晕耳响目花，口作干淡，胸次不畅，不甚知饥，便通溲热，带多色白，一身乏力，脉软弦而数，邪热稽留，体力自伤，积病已久，殊非计也。姑从宣化疏运入手，辅以清热平肝，以解其或表或里之热也。

青蒿梗三钱，白蒺藜四钱，赤芍三钱；白杏仁四钱，枳壳钱半，竹沥夏三钱；连翘心三钱，远志肉钱半；炙橘白钱半，保和丸（包）四钱；生石决明五钱，煅石决明三钱；川断三钱，桑寄生五钱；乌贼骨五钱，愈带丸（包）四钱。

二诊：1964年2月9日。

十月之肌灼，竟得由渐减退，诸恙亦得稍瘥，久病积虚，当从何处着想，宜熟审之。

青蒿梗三钱，白蒺藜四钱，赤芍三钱；川石斛四钱，炙橘白钱半，宋半夏三钱；连翘心三钱，远志肉钱半；保和丸（包）四钱，炒谷芽五钱；煅石决明一两，泽泻三钱；金毛脊四钱，桑寄生五钱；愈带丸（包）三钱，怀山药五钱。

【按】赵某罹肌灼之低热，历经十月。经检查，体温恒在37.8℃上下，时轻时重，缠绵不已。凭吾临诊观察，治肌灼之低热，要核病机之情况而应之。常人易感邪，虚体尤易；常人易于阻痹痰湿气滞，弱者更易。当从邪在营分、气分之轻重先后而顾及之。再参其所夹之病是虚、是实、是热、是寒、是痰、是滞，分别以应之。若拘执成法而治之，难矣哉！初诊青蒿梗、白蒺藜、赤芍清营而泄邪，白杏仁、枳壳、竹沥夏宣肺以化痰，连翘心、远志肉清心解郁，炙橘白、保和丸理气助运，生煅石决明镇肝而降虚阳，川断、桑寄生和血脉而健筋骨，乌贼骨、愈带丸止带而清湿热。二诊循前旨而出入之。去杏仁、枳壳、川断、乌贼骨，加川石斛清胃热以生津、炒谷芽助运、山药健脾、金毛脊补腰，在益阴健脾之中，使无碍乎通，以解其肌灼之缠绵，何难之有。

45. 失眠（一）——散郁安神法

倪某，女，52岁，北孔家弄16号。

初诊：1964年4月6日。

素性燥急，易于恼怒，而致夜来辗转不能入寐，延经两月余，又增头晕心跳、便通溲利，乃气火痰热窜扰神明之宫也。法当平肝火、化痰热以宁神。

连翘心三钱，瓜蒌皮四钱，竹沥夏三钱；炒枣仁三钱，远志肉钱半，抱木神四钱；合欢皮五钱，夜交藤五钱；川断三钱，桑寄生五钱；炒谷芽五钱，朱灯心五分，煅珍珠母一两。

二诊：1964年4月8日。

服药一剂，即得安寐，继以杂事躁烦而长谈，又未免语多阳升而失眠。自觉胸闷气急，好嗳，头晕，心跳，便通溲利。经云：静则阴生，劳则阳张。恼怒最易肝气郁结、涌气动火，故宜于疏泄宣散之中以求安神平肝。

旋覆花（包）二钱，春砂仁末（后下）八分；枳壳钱半，陈佛手一钱；连翘心（朱拌）三钱，竹沥夏三钱；合欢皮五钱，夜交藤五钱；炒枣仁三钱，远志肉钱半；抱木神四钱，朱灯心五分；煅珍珠母一两，炒谷芽五钱。

另：天王补心丹二钱，临卧吞服。

三诊：1964年4月1日。

投散郁安神之剂，已得入睡三四个小时，可证"通"

之为用，至精至妙。

旋覆花（包）二钱，春砂仁末（后下）八分；枳壳钱半，郁金一钱；连翘心（砂拌）三钱，竹沥夏三钱；合欢皮五钱，夜交藤五钱；炒枣仁三钱，远志肉钱半；生煅珍珠母各五钱，抱木神四钱；白杏仁四钱，朱灯心五分。

【按】阳动于外则寤，阴守于内则寐，得阴阳之交泰，寐乃得酣。或因痰火之窜扰，或因气机之郁结，使阴阳相交之功能违常，乃致失眠。倪氏之疾，藉恼怒而起，气机为之郁结，心肝火升，痰火窜扰冲逆，昼则头昏胸闷心跳，夜则寝寐不安，尽是气机不和、阴阳失调而为病也。初诊化痰热、安心神、交阴阳以平肝清心。仅投一剂，即见安寐。因恼怒多言，失眠又作，观其胸闷、好嗳、气急等症，尽为气机郁结、痰火升窒之状，故在清化之中寓以开郁之旨。故二诊乃以旋覆花、春砂仁一开一降以疏散郁结之气。此为开郁安神法，佐以调气化痰、清心安神之剂而取效。

失眠之治恒多，或清肝火，或化痰热，或安心神，或交阴阳，或平肝以潜阳，或清心以宁神，随其所患而应变之。今治倪氏之法则不然，特以开郁安神为主旨，良以郁解气和，痰浊得以宣化，则阴阳得以交泰，心悸失眠自愈。此治失眠亦不离"通"法也。

46. 失眠（二）

方某，女，54岁。

初诊：1963年3月9日。

失眠轻轻重重三十年矣。兹复转剧，竟不多纳，又见腹膨，辄易轰热，愈失眠则病愈甚，以致体力气血之盛衰亦以失寐与安眠为轻重，惟二便如常。脉来软弦，心肝之火不潜，阴阳失其交泰而为病也。

朱砂安神丸（分2次吞）三钱，白灯心五分；连翘心（朱拌）三钱，竹卷心钱半；白芍四钱，料豆衣四钱；杜仲三钱，桑寄生五钱；乌药钱半，沉香曲（包）四钱；夏枯草三钱，炒谷芽五钱。

二诊：1963年3月14日。

三十年之失眠，药后竟得安睡，轰热亦减。唯入睡不易，阴不敛阳也；腹部膨胀，气机不和也。当再益阴以潜阳，调气以安神。

煅牡蛎一两，杭白芍三钱；连翘心三钱，竹卷心钱半；朱砂安神丸（分2次吞）三钱，白灯心五分；黑元参（盐水炒）四钱，料豆衣四钱；合欢皮四钱，夜交藤四钱；生杜仲三钱，桑寄生五钱；沉香曲（包）四钱，夏枯草四钱。

三诊：1963年3月21日。

入睡易，寐亦得安，唯动则吃力，劳则心跳，腹仍积气未消胀满，脉来软弦。阳何以得潜，当平肝以益阴；神何以得安，宜养血以清心。

香枣仁（上川连三分同炒）三钱，磁朱丸（包）四钱；连翘心（朱拌）三钱，当归片（吞）六片；黑元参五钱，杭甘菊二钱；煅牡蛎（包）一两，杭白芍三钱；黛灯心五分，六神曲（包）四钱；合欢皮五钱，夜交藤五钱；乌药钱半，制香附钱半。

【按】方氏之失眠，由于情志之感触，郁结成病，历经三十年矣。因此，服安眠药亦三十年。时轻时重，不得安寐。盖郁怒伤肝，肝亢则火旺，引动心火偏炽，阴阳违常则失眠而病矣。轰热者，阳升也；腹胀者，气滞也。本病迁延日久，当然是实实虚虚之证，故宜调其虚实，制其偏胜以应之，俾可心清而神安、肝平而火降。初诊朱砂安神丸、白灯心、连翘心、竹卷心，泄心经之郁火，清心安神；白芍、料豆衣敛浮阳，乌药、沉香曲助运调气，杜仲、桑寄生健体力，夏枯草下气以制阳，炒谷芽醒胃消食。药后寐较酣，而入睡难，尚是阴不易敛阳也。二诊增元参、牡蛎益阴以敛阳，合欢皮、夜交藤交阴阳。三诊在滋潜之中增入温养输运之品，以求其气和血调、阴阳相交，则自可神安而得寐。此病之治旨，尽在泄降疏和之中，倘固执久病无实之说，遽而蛮补，则郁结之气火难以疏泄、气血阴阳不得融通，其病亦仍然淹缠为患也。

47. 咯血

秦某，女，54岁，新闸路675弄6号。

初诊：1962年12月12日。

近五日满口失血、血色鲜明，头晕，心跳，肋痛，少寐，气火与痰热交并为患。幸便通溲利，里热有外泄之机，上热有下行之路。法当清肝火以止血逆，化痰热以导浊降。

桑麻丸（包）四钱，杭甘菊二钱，煅石决明一两；瓜蒌皮四钱，白杏仁四钱，冬瓜子四钱；十灰丸（包）四钱，蚕豆花四钱，白茅根（去心）一两；连翘心三钱，远志肉钱半，黑山栀三钱；朱灯心五分，丝瓜络三钱。

二诊：1962年12月16日。

咯血甫止，肺络得和。唯肝亢之躯，火灼阴伤最易气火窜扰而为病也，故尚见头晕、心跳、肋痛、少寐、脉弦，幸便通溲利。仍宜清浮火以治其肝，化痰热以养其肺。

炙橘白钱半，鲜竹沥（另冲）一两；瓜蒌皮四钱，白杏仁四钱；枳壳钱半，远志肉钱半；连翘心二钱，朱灯心五分；煅石决明一两，黑山栀三钱；十灰丸（包）四钱，蚕豆花四钱；桑麻丸（包）四钱，杭甘菊二钱。

【按】血证之治，贵在调气降火，火降则血归经，气调则血循络。秦某性躁急，心肝火旺，因之时常升逆，辄易借端躁怒，遂致二火交炽，一涌而上，气逆则血妄行，故咯血不已、色泽鲜红。其伤在于肺金，其病责于心肝，所幸便通溲利，尚有外泄下降之机。际此，凉血止血虽为应急之要着，而清心平肝却是求本之治法。但得火降而气调，则血循络道而自止。初诊桑麻丸、杭甘菊、石决明息风降火以平肝，瓜蒌皮、白杏仁、冬瓜子润肺化痰以清金，十灰丸、蚕豆花、白茅根凉血止血以去瘀，连翘心、远志肉、黑山栀泻火化痰以清心，朱灯心、丝瓜络去心火、清络热。仅服三剂，咯血顿止。二诊乃循序而进，泄热以化痰，清心以平肝，治其本也。调理旬余，渐见复常。总之，治术之要，贵求其通。泄煎迫之火，顺涌塞之气，气化畅则络脉舒，络脉舒则血脉和。较之苦寒抑遏、甘温滋腻之计，巧拙之间不可同日语也。

48. 痔血

杜某，男，70岁，南京西路1025弄190号。

初诊：1964年4月16日。

脉来弦急，素有便血痼疾，今又大作，询其病之状貌，云粪下血如注射，此乃痔发肛脱便血也。心荡、神疲、肢软、溲数乃下血过多，气阴耗伤之象。亟宜益阴凉血以止之，未可轻视也。

炒松生地四钱，元参钱半，白芍三钱；炒槐花二钱，炒银花二钱，炒枣仁三钱；连翘心三钱，抱木神四钱，远志肉钱半；川断三钱，桑寄生三钱，菟丝子四钱。

【按】便血有远近之分，痔血有内外之别。杜君素有痔核，年高气弱易于下陷，加以湿热下注，乃致肛脱痔发。因努责而溃，溢血甚多，既伤阴又伐气。在七旬大年，气阴本已不足，深虑其借端生变而引起枝节横生也。如心荡、神疲、肢软、溲数，皆亏虚之象，急宜固摄以定虚波。年老薄弱之体，只宜在益阴凉血、补肾养心之间调养之，未可过事寒凉，乃可得益气摄血之功。生地、元参、白芍凉血泻虚火以益阴，炒槐花、炒银花、炒枣仁养心凉大肠以止血，连翘心、抱木神、远志肉清心以安神，川断、桑寄生、菟丝子补肝肾以缩泉。药仅三剂，痔血即止。

49. 晨泄

邓某，男，75岁，武定路63弄13号。

初诊：1963年10月12日。

晨泄至日行三四度之多，粪色淡黄，腹部膨胀，尽是土德不及失于健运所致也。

四神丸（包）四钱，焦山药五钱；煨葛根钱半，煨益智一钱；乌药钱半，大腹皮三钱；茯苓四钱，白扁豆四钱；白杏仁四钱，冬瓜子五钱；杜仲三钱，金毛脊四钱；川断三钱，桑寄生五钱。

二诊：1963年10月16日。

药后大便转干，腹亦不胀，唯口干而溲夜多，脾肾同病也。当守前旨以调治之。

前方去大腹皮、桑寄生；加陈佛手一钱，补骨脂（炒）钱半。

【按】晨泄为命火衰微之征，遂使脾胃虚寒、蒸腐乏力，引起腹胀肠鸣、便行溏泄。如鼎釜之中无火，物终不熟，非补火生土难以图功。今粪色淡黄，火力不足也；腹鸣作胀，气滞不化也；口干，为津液下泄不足上输。初诊主在健脾益肾、调和气化之外，夹用杏仁、冬瓜子者，为重在宣肺清金以助气化之周流。连投三剂，粪得坚燥。不慎于饮，又见便溏，殊非计也。复诊去腹皮、寄生、杏仁、瓜子，加陈佛手调气、补骨脂温肾。良以火盛则气调，生化乃有其权，遂得旋进而旋愈也。此四神丸为特效之方，亦可加御米壳少许以敛之。

50. 便溏（慢性肠炎）

何某，男，30 岁。

初诊：1963 年 2 月 6 日。

漂白术三钱，焦六曲（包）四钱；青皮钱半，广木香一钱；淡芩炭钱半，六一散（包）四钱；乌药钱半，大腹皮三钱；米仁四钱，冬瓜皮五钱；保和丸（砂仁末八分同包）四钱，炒谷芽五钱。

二诊：1963 年 2 月 12 日。

便行先干后稀，色泽转黄，小溲亦黄，腹鸣响，口干黏，耳响，面浮。中运乏力，脾阳不振，非大力温化难以图功。

理中丸（包）四钱，漂白术三钱；六曲（包）四钱，姜半夏三钱；青皮钱半，广木香一钱；大腹皮三钱，台乌药钱半；炙鸡金三钱，炒谷芽五钱；冬瓜皮五钱，车前子（包）四钱；川断三钱，桑寄生五钱；朱灯心五分。

【按】溏泄半年之久，脾阳势必不振。传导既已失职，生化当然乏力。腹鸣、便黏、色青为气撑夹湿热也。口干发黏、纳少为阳微而运迟也。际此虚实出入之间，当伺机而进之。初诊首取漂白术、焦六曲以健脾助运；次以青皮、广木香通气疏化，乌药、腹皮理气宽胀，淡芩、六一散化肠际之湿热，米仁、冬瓜皮利固结之湿，保和丸、炒谷芽消食醒胃。药后粪色顿转淡黄，便行亦见先干后溏。二诊乘胜而进，益以理中丸、漂白术温脾阳健中运，另用川断、桑寄生健体力以培本。嗣后方意大旨相同，续进五剂，腹中和畅，便行燥粪矣。半年之疾，十剂而愈，尽在于温化求通，疏气求通，调运求通。良以久病气滞，而得一通则升降之气复矣。

51. 癫痫

陈某，女，11岁，梵皇渡路623弄156号1室。

初诊：1963年7月21日。

癫痫卒发而昏痉，口角歪斜而流涎，手足抽掣，便艰溲少，遂致肝火夹痰浊而阻塞清道，甚则升降失调而气血失和也。月必数度而发，负病已历三月之久。急宜于清肝火、化痰浊之中，佐以宣泄气化之旨以治之。

龙胆泻肝丸七粒，礞石滚痰丸七粒，间日轮流用药汁送吞。用鲜荷梗一尺，飞滑石四钱；白杏仁四钱，竹沥夏三钱；生紫贝齿一两，保和丸四钱。煎汤送吞丸药。

二诊：1963年8月2日。

癫痫之病，最易痰火相结，纠缠反复为患也。药后得以平定，尽赖于宣泄气化，转输痰火之通也。宜守方再进之。

龙胆泻肝丸十粒，礞石滚痰丸十粒，间日轮流用药汁送吞：药引方同前。

三诊：1963年8月23日。

迭进平肝降痰宣泄之剂，才使病患无淤塞之地，竟得月余未再复发。为祛病除根之计，正宜乘胜而进之。丸药方同前。用煅珍珠母一两，黑山栀三钱，甘菊二钱，煎汤送丸。

【按】癫痫之为患，其病之发也，在心肝之二火；其病之积也，在肠胃之痰滞。前者苦降其炎炎之二火，后者重泄其积蕴之痰滞，是为正治。若陈女者，正在稚年，绝少七情之感，却多痰火之扰。病之始也，由于肠胃失其通而积聚痰火，火炎冲于上，而扰动神明，乃致阴阳失常而病癫痫。此猝然昏痉，口角流涎，手足抽掣之所由来也。凡此类病症，多随气血之一时通塞而止作。病历三个月，当急速绝其根株，以防缠绵而不已也。予以龙胆泻肝丸泻肝木之火以息内旋之风、礞石滚痰丸化涌滞之痰浊而宣达清道，取其收清升浊降之妙而除顽固、止作之根。另用鲜荷梗、飞滑石通清阳下暑湿，白杏仁、竹沥夏宣肺化痰，生紫贝齿镇肝，保和丸助运，煎汤送丸。连服月余，癫痫立已，至今未见复发。在病者，得却除病扰之苦；在吾得治病救人之乐，良深快慰也。

原文献馆编者附注：此症幸年幼无七情之感，上列治法即得告瘥。若感所愿不遂之七情，或饱受寒热风湿之六淫，或受紧张刺激之事变，则更难为力矣。所以，癫痫一症治愈后，不发则已，继发而出于内情者，必致不救。

52. 虚痹

王某，女，56岁，延安中路545弄3号。

初诊：1962年11月13日。

形体瘦削，色泽少华，营阴亏耗，络脉失养，乃致肢节酸痛、举动牵强、心荡、脉软。急宜养血以和络，益阴以复虚。

大生地五钱，制首乌五钱；当归片（吞）六片，金毛脊四钱；川断（酒炒）三钱，桑寄生五钱；炒枣仁三钱，磁朱丸（包）四钱；丝瓜络（酒炒）三钱，桑枝一两。

二诊：1962 年 11 月 18 日。

脉来细弱少力，肢络牵强酸痛。形瘦，积虚之体，一时难以图功，此正健中助运生化之时。

前方加川石斛四钱，炒谷芽五钱。

三诊：1962 年 12 月 14 日。

脉形软弱少力，肢络牵强酸痛，症情时轻时重。积虚之体，调补不易，当循序图之。

大生地五钱，制首乌五钱；当归片（吞）六片，阿胶钱半；白芍三钱，料豆衣四钱；炒枣仁三钱，磁朱丸（包）四钱；川断三钱，金毛脊四钱；桑枝一两，丝瓜络三钱。

四诊：1963 年 1 月 8 日。

劳则肢软，烦则心跳，尽属积虚未复之象也。仍须专力培养之。前方去生地，加肥玉竹五钱。

五诊：1963 年 2 月 21 日。

药后日见好转，药病相符，毋庸更张，可予以前方再进之。方药同前。

【按】王某形瘦色㿠，脉来细弱，起于血崩之后，复经劳乏，乃致积虚难复而为病也。血崩则营虚，劳乏则气伤。血脱气耗，积损过甚，营气既见不和，络脉乃失濡养，故有筋骨酸痛、肢络牵强之象也。未便目为风湿之痹痛，致犯虚虚实实之戒，应审辨之，而进以补益。所幸纳事尚佳，脾运较健，可无碍于培补。但营血之滋生，有赖于阴液之转输，乃可收补血益阴之效。初诊益阴养血，活血和络。二诊增入石斛、谷芽养胃阴，健脾运，以助生化之功。三诊乃守是旨以进之。生地、首乌泻火益阴，当归、阿胶补肝养血，白芍、料豆衣敛其阴，川断、金毛脊补肝肾，枣仁、磁朱丸安心神，桑枝、丝瓜络活血和络。四诊在前方中去泻火之生地，加益气之玉竹。虽一味之出入，而调节阴阳之理寓焉。良以得气阴之交泰，才可助营血之资生。营分充则气自旺，络脉亦随之调和，亦通之效也。调治月余，日渐痊可。计经两年矣，兹因陪大媳来诊，乃述及之，相互称慰，爰重整旧案以志之。

53. 脾寒膀胱热同病分治法

王某，女，37岁，军人。

初诊：1962年11月24日。

口淡，每泛清水，便行易于稀薄，病于上；溲下热赤刺痛，患于下。上寒下热之体，非两顾治之难以获效也。

甲方（食后服）：良附丸（包）三钱，四神丸（包）一钱；六曲（包）四钱，姜半夏三钱；白蔻仁（杵，后下）八分，枳壳钱半；佛手花一钱，炒谷芽五钱。

乙方（食前服）：粉萆薢四钱，车前子（包）四钱；生草梢一钱，白茅根（去心）一两；陈皮钱半，焦米仁四钱。

二诊：1962 年 12 月 10 日。

药后便转溏薄，溲下亦见痛减。寒热两歧之证：一病在脾胃；一病在膀胱。当再予上下先后分治之法以应之，或可有效也。

甲方（食后服）：良附丸（包）三钱，四神丸（包）五钱；炙橘白钱半，生米仁四钱；佛手花一钱，枳壳钱半；六曲（包）四钱，炒谷芽五钱；香砂六君子丸（包）四钱。

乙方（食前服）：飞滑石（甘草梢一钱同包）四钱，车前子（包）四钱；川柏（盐水炒）钱半，白茅根（去心）一两；粉萆薢五钱，生米仁四钱。

三诊：1962 年 12 月 28 日。

便行转实，溲下亦清，佳象也。脾阳转运乏力较振，膀胱蓄热之症渐解，既系寒热同病，务使药力分治，乃得收先后缓急之效，此治者之必须慎思而明辨也。

甲方（食后服）：理中丸（包）四钱，炮姜一钱；白蔻仁（杵，后下）八分，枳壳钱半；乌药钱半，青皮钱半；川楝子（炒）钱半，枸橘二钱；焦六曲（包）四钱，炒谷芽五钱。

乙方（食前服）：煅石决明一两，泽泻三钱；真川柏钱半，车前子（包）四钱；通草一钱，白茅根（去心）一两。

【按】王某罹此疾有年矣。轻轻重重，缠绵不已，迭经中西药治疗而迄未获效，相言之下，忧形于色。原本病为上寒下热之证也。脾阳虚则便行稀溏，泛吐清水；膀胱热则溲出热赤，恒觉刺痛。寒热虚实错综复杂，温之有益于脾之寒而碍于膀胱之热，凉之有利于膀胱之热而妨于脾之寒，反复审思，竟有进退失据之感。细核上热下寒，上寒下热之理，舍分剂进治难以着力也。因此，以食前食后为规律，俾可越级而过，以收迎机之效，乃定甲乙两方之制以分应之。甲方温脾阳、化湿浊以助运化，食后服，布化于中州；乙方渗湿浊以清膀胱蓄热，食前服，荡涤于下焦。上寒下热之症结，消释升降之气，自得和畅，可见通旨之妙在在获益也。

54. 小溲频数

吕某，男，64岁，陕西北路470弄16号。

初诊：1964年4月15日。

小溲频数，夜来为甚。或闻流注之水声，每有溺急难忍之感，甚至毛际作痒。湿火煽铄，心阳尤炽，先以钱乙导赤散主之。

细生地一钱，竹卷心一钱；木通一钱，生草梢一钱；炙橘白钱半，生米仁四钱；连翘心三钱，白灯心五分。

二诊：1964年4月18日。

心火湿火得有外泄之路，因此小溲频数之情得以锐减。唯闻水声流注尚有溺急之势。宜宗前旨，以清泄心火与湿火，当有功焉。

细生地一钱，竹卷心一钱；木通一钱，生草梢一钱；黑元参（盐水炒）四钱，赤芍二钱；陈皮钱半，米仁四钱；连翘心三钱，白灯心五分；六曲（包）四钱，宋半夏三钱。

三诊：1964年4月21日。

心火炽于上，湿热聚于下，故见溲数而毛际痒也。药后得减，宜宗前旨进之。

细生地一钱，竹卷心一钱；木通一钱，生草梢一钱；黑元参（盐水炒）四钱，川柏（盐水炒）钱半；陈皮钱半，焦米仁四钱；六曲（包）四钱，宋半夏三钱；白灯心五分，白茅根（去心）一两。

四诊：1964年4月24日。

毛际痒，十去其九；小溲数，夜来仅一两次，闻水声亦无溺急之感。心火缠扰甫转，未便轻易放弃前旨，以巩固之。

六曲（包）四钱，宋半夏三钱；陈皮钱半，焦米仁四钱；粉草薢四钱，车前子（川楝子三钱同炒，包）四钱；川柏炭钱半，生草梢七分；保和丸（包）四钱，焦谷芽五钱。

五诊：1964年4月27日。

小溲频数，毛际作痒，大见好转，唯舌中根垢带黑，湿热未清，脾运不健也。且利久湿化而阴伤，尤宜转入标本两顾之旨治之。

细生地一钱，竹卷心一钱；木通一钱，生草梢七分；黑元参四钱，六味地黄丸（包）四钱；陈皮钱半，米仁四钱；枸橘二钱，川楝子三钱；连翘心三钱，白灯心五分；宋半夏三钱，炒谷芽五钱。

【按】小溲频数，有虚实之分。其虚者，有脾气之不足，有肾气之不摄；其实者，有肺气之不化，有膀胱之蓄热。宜审辨之。吕翁年逾花甲，形体尚见健爽。患小溲频数，入夜为甚，竟宵达十余次之多，但溺下甚少。至于白昼，每闻及自来水之流注声，或见水壶灌注声，辄感溺急不可待，而解量则甚少，且毛际奇痒。病迁已及一年，乃心阳与湿火交结为患也。心火炽于上，溺行频数；湿火聚于下，毛际奇痒。凡病之治，贵求其通，通则在上之火戢而热泄，在下之热清而湿化。于是君火得安，相火赖以制，则小溲数、毛际痒之治效可操券而得也。惟在此清心泻火、利水解热之时，当以标本兼顾为宜。初诊细生地、竹卷心凉血清心以制其火，木通、生草梢导热利湿以消其炎，炙橘白、生米仁调气渗湿，连翘心、白灯心清心泄热。二诊增黑元参、赤芍下火凉血，六曲、姜半夏助运化湿。三诊宗前旨以进之，去连翘心，加白茅根利溺而泻心火，俾可湿化而热清。五诊火平热清，阴分未复，故在清泄调运之中，加入黑元参、六味地黄丸以重益其阴，使药力上足以制心之火炎，下足以滋肾而潜阳。另师二陈汤之法以条达其气化，药得气运而周遍，疾以药解而健复。古人疏补相洽之妙尽在此焉。

55. 湿热黄疸（一）

贺某，女，40岁，安义路38弄35号。

初诊：1963年9月15日。

秋暑袭人，湿热蕴蒸，乃病黄疸。始察其舌本下两侧已显现黄色，继见其面目肌肤尽黄，乍冷乍热，头晕目花，胸次满闷，脘痛欲恶，便少溲赤。暑湿痰热交并，中宫气机郁结，非急速宣泄疏导之，不足以解其病也；且癸水适来，尤须兼顾及之。

苏梗三钱，前胡三钱，佩兰（后下）三钱；白蔻仁（杵，后下）八分，枳壳钱半，宋半夏三钱；青皮钱半，六曲（包）四钱；莱菔子（炒）四钱，保和丸（包）四钱；车前子（包）四钱，生米仁四钱；桑枝一两；西茵陈四钱。

二诊：1963 年 9 月 20 日。

面目黄色，进宣发条达之剂，病势初有外泄之机。口作淡，溲色黄，可见温热犹多蕴伏也，仍宜再宗前旨以应之。

赤芍三钱，佩兰（后下）钱半；白杏仁四钱，姜半夏三钱；青皮钱半，六曲（包）四钱；莱菔子四钱，米仁四钱；车前子（包）四钱，泽泻三钱；白茅根（去心）一两，西茵陈四钱。

三诊：1963 年 9 月 24 日。

湿热虽已疏泄，而中运仍然呆滞，故口味作淡、纳食不香。当在清热理湿之中，佐以健运醒胃。

炙橘白钱半，生米仁四钱；西茵陈钱半，白茅根（去心）一两；川断三钱，桑寄生五钱；朱灯心五分，远志肉钱半；炒谷芽五钱。

【按】疸之为病，由于阳明积感暑湿，蒸郁痰热，未得汗下外达之出路，遂致身热发黄。时值秋暑方盛，人在气交之中，辄易感染而蒙其害，兼之痰凝湿阻聚于内，暑邪凉风侵于外，故又见乍寒乍热。微恶风者，为表分未解而营卫不和也。头晕目花、胸次不畅者，为痰浊蒙蔽而清阳不宣也。脘痛欲恶，湿阻中宫也。湿邪蒙蔽清阳，首宜宣气化浊。唯以癸水适来，血室又虑空虚，若过事寒凉非所宜也。初诊苏梗、前胡、佩兰祛暑化表，白蔻仁、枳壳、宋半夏宽胸行气化湿，青皮、六曲疏气导滞，莱菔子、保和丸化痰助运，车前子、米仁利水渗湿，桑枝、西茵陈和营络、清湿热，使上下之气得以调畅，暑湿之邪亦有出路，寒热已泄，面黄自减。二诊踵前旨以治之，赤芍、佩兰和营清暑，白杏仁、姜半夏化痰湿，车前子、泽泻利水，白茅根、西茵陈化湿清热。三诊邪去而运滞，乃于清湿化热之中，增入健身助运。此类病证惟在乎通，所谓在表宜汗、在里宜下，得有出路，靡不迎刃而解焉。

56. 湿热黄疸（二）

黄某，女，65岁，大通路262弄7号。

初诊：1964年1月30日。

面目一身尽黄二月余，口淡无味，不思饮食，神疲肢软，溲如浓茶。湿热互结，蕴蒸成黄，姑先分利之。

苏梗三钱，枳壳钱半；越鞠丸（包）四钱，姜半夏三钱；白蔻仁（杵，后下）八分，焦米仁五钱；西茵陈（酒洗）四钱，粉草薢四钱；六曲（包）四钱，车前子（包）四钱；赤芍三钱，佩兰（后下）三钱。

二诊：1964 年 2 月 3 日。

精神较振，面目仍黄，能纳而不知饥。尚是积湿困中，仍宜疏泄为法。

苏梗三钱，枳壳钱半；越鞠丸（包）五钱，姜半夏三钱；白蔻仁（杵，后下）八分，焦米仁五钱；西茵陈（酒洗）四钱，粉草薢四钱；赤芍三钱，佩兰三钱；六曲（包）四钱，焦谷芽五钱；车前子（包）四钱，泽泻三钱。

三诊：1964 年 2 月 9 日。

面目发黄较退，精神较振，便通溲利。湿热化而未净，当再疏化之。

枳壳钱半，郁金一钱；越鞠丸（包）五钱，姜半夏三钱；白蔻仁（杵，后下）八分，焦米仁五钱；西茵陈（酒洗）四钱，粉草薢四钱；佩兰三钱，白茅根（去心）一两；车前子（包）四钱，通草一钱；范志曲（包）四钱，炒谷芽五钱。

内科 137

四诊：1964年2月16日。

胸次痰湿凝结渐见松动，黄疸得以减退，略能知饥，粪黑而溲赤。仍宗前旨以进之。上方去茅根、通草；加炒川柏钱半，黑山栀三钱。

五诊：1964年2月21日。

黄疸退而不净，胸次不畅，胃纳未开，便秘而溲赤，积湿积热未清也，还须在通泄中求其出路。

白杏仁泥五钱，瓜蒌仁泥五钱；枳壳钱半，郁金一钱；六曲（包）四钱，姜半夏三钱；西茵陈（酒洗）四钱，焦米仁四钱；白茅根（去心）一两，陈佩兰（后下）三钱；粉萆薢四钱，车前子（包）四钱；新会皮钱半，焦谷芽五钱。

六诊：1964年3月27日。

面目黄色将次退尽，胸次欠畅，不甚知饥，便少溲利，当宗前旨清热化湿。

瓜蒌仁泥一两，火麻仁泥一两；白杏仁四钱，枳壳钱半；六曲（包）四钱，宋半夏五钱；陈皮钱半，焦米仁四钱；粉萆薢四钱，西茵陈（酒洗）四钱；白茅根（去心）一两，车前子（包）四钱；焦谷芽五钱。

七诊：1964年4月6日。

口干，胃纳较苏，便艰溲利。黄疸之后，当予清理而调养之。

瓜蒌仁泥一两，火麻仁泥一两；陈皮钱半，宋半夏三钱；白杏仁四钱，枳壳钱半；六曲（包）四钱，保和丸（包）四钱；车前子（包）四钱，炒谷芽五钱；川断三钱，桑寄生五钱。

【按】湿热黄疸即所谓阳黄，乃以湿热交阻，蕴结不化而致上下不得宣达，郁蒸而发黄。其治也，宜宣宜泄，宜通宜利。湿热之邪必须有外达之机，黄疸乃得以消退。黄妪面目发黄已历两个月，口淡、纳呆、神疲肢软、溲赤，一派湿热交蒸之象，故治从疏泄分利着手。以苏梗、枳壳疏表理气，越鞠丸、半夏开拓中宫，茵陈、草薢化湿退黄，但求郁结之邪在上透泄，在中化解，在下分利，慎勿以其为湿热黄疸而遽投以寒凉。二诊之后，面目黄色见减，精神较振，湿得化而热犹存，乃于方中逐渐加重泄热之品。迨至五诊、六诊，黄退将净而纳食未醒、便秘溲赤，故于疏化渗利之中冠以瓜蒌仁、火麻仁泥之类用以润滑肠道，泄里热而去腑垢，且可无伤于正也。盖湿热之邪一退，易见阴分耗伤之象，治者安可不先事以珍护之！七诊湿热得解，中运未复，乃转入清理调养之途。

大凡湿热蕴蒸之病，其热当清泄，其湿宜宣化。但在清热化湿之中首重祛湿。盖湿化则无恋热之患，泄热更得清彻之功。在寒凉温燥之间，当权衡其轻重而应机用之，且可得心应手而获效也。

57. 湿困脾阳（虚劳）

益某，男，56岁，新闸路1492弄31号。

初诊：1963年12月24日。

舌白垢厚，胸脘满闷，腹胀便溏溲利，四肢不温，痰湿困中，气滞交结，三焦气化为之不和，急宜宣达为要。

苏梗三钱，枳壳钱半；白蔻仁（杵，后下）八分，姜半夏三钱；青皮钱半，广木香一钱；六曲（包）四钱，保和丸（包）四钱；生紫菀钱半，白杏仁四钱；桑枝一两，丝瓜络三钱；炙橘白钱半，生米仁四钱。

二诊：1963年12月28日。

舌白垢厚，胸闷腹胀，四肢发冷，中气既已阻痹，肢络更形怯寒，非大力芳香利气、化解痰湿难以图功也。

苏梗三钱，生香附钱半；白蔻仁（杵，后下）八分，枳壳钱半；六曲（包）四钱，姜半夏三钱；青皮钱半，广木香一钱；炙橘白钱，焦米仁四钱半；莱菔子四钱，保和丸

（包）四钱；生紫菀钱半，白杏仁四钱。

三诊：1964年1月2日。

痰湿之性阴凝，易于阻遏脾阳，故见胸腹膨胀、四肢发冷、便溏溺少。尤未净之苔可证郁结之症犹多未松也。

越鞠丸（包）四钱，橘红钱半，法半夏三钱；白蔻仁（杵，后下）八分，白杏仁（整）四钱，焦米仁四钱；青皮钱半，广木香一钱；范志曲（包）四钱，保和丸（包）四钱；莱菔子四钱，车前子（包）四钱；白蒺藜四钱，桑枝一两。

四诊：1964年1月8日。

累进芳香之燥剂，中宫甫得有松动之机，胸腹膨胀见减，四末不温转暖。唯舌中根之苔尚垢、便溏不畅、溲黄、口不渴，仍是气滞湿阻邪恋之象，还宜宣通为法。

越鞠丸（包）四钱，橘红钱半，法半夏三钱；白蔻仁（杵，后下）八分，白杏仁四钱，焦米仁四钱；苏梗三钱，乌药钱半；范志曲（包）四钱，广木香一钱；赤芍三钱，桑枝一两；车前子（包）四钱，川断三钱。

五诊：1964年1月20日。

病逾数月，脾阳受损，脾主四肢，故觉四末不温、便溏纳少。患者素有积痰而兼咳逆，治当醒中运而化痰湿。

焦白术三钱，焦山药五钱；白蔻仁（杵，后下）八分，枳壳钱半；范志曲（包）四钱，姜半夏三钱；陈皮钱半，焦米仁四钱；车前子（包）四钱，炒谷芽五钱；川断三钱，桑寄生五钱。

六诊：1964年1月27日。

舌根又见白垢，中运仍然不和，肢冷便溏纳少，头觉胀痛。湿之为患，实在缠绵难解，好如抽丝剥茧，当宣气助运，俾可中宫得转输之力。

苏梗三钱，白蔻仁（杵，后下）八分，枳壳钱半；越鞠丸（包）四钱，橘红钱半，法半夏三钱；焦米仁四钱，广木香一钱；六曲（包）四钱，保和丸（包）四钱；莱菔子（炒）四钱，车前子（包）四钱；白蒺藜四钱，朱灯心五分。

七诊：1964年2月2日。

素为痰湿之体，中运乏力而气弱气滞，转输无权，病经两年，此乃必然之情势也。

良附丸（包）三钱，越鞠丸（包）四钱；橘红钱半，姜半夏三钱；白蔻仁（杵，后下）八分，枳壳五钱；焦米仁五钱，焦六曲（包）四钱；车前子（包）四钱，炒谷芽五钱。

八诊：1964年2月11日。

病久矣，粪下淡黄而薄，此乃中运乏力，火不生土之象。必须标本两顾，方可由渐复其所损，除其所苦。医者贵随机进退而变化之。

附子理中丸（包）四钱，六曲（包）四钱，姜半夏三钱；白蔻仁（杵，后下）八分，枳壳钱半，焦米仁四钱；香橼皮一钱，广木香一钱，乌药一钱；大腹皮三钱，车前子（包）四钱，泽泻三钱；炒谷芽五钱，川断（酒炒）四钱。

九诊：1964年3月4日。

怕冷，舌根尚有余垢未化，便行经久不实，溲少，脉来软弦。转运之机渐苏，中气究属太亏，当标本两顾，方可表里相得。

生黄芪钱半，防风（炒）一钱，漂白术三钱；枳壳钱半，六曲（包）四钱，姜半夏三钱；焦山药五钱，焦米仁五钱；陈佛手一钱，炒谷芽五钱；车前子（包）四钱，通草一钱；川断三钱，桑寄生五钱。

另：附子理中丸四钱，分早晚2次吞服，与汤药间日进服。

【按】益某之疾久矣，皆以其神倦、肢凉、纳少为怯症，迭投补养之剂，未能得效。延今两年，服药几近千剂，但觉越治病越进，越补体越虚。患者素为脾虚痰湿之体，中运乏力，气弱气滞，再经几度呆补，以致中焦转运之机受阻，阳气被遏，则药饵水谷入胃，无力化生精微，安得输布五脏，势必积湿阻气而为患矣。因此，痰湿困中、脾阳不振，气机失畅，在上则为舌白胸闷，在中则为纳少腹胀，在下则为便溏溲少，在旁则为四肢发冷，全是气以湿阻，湿以气郁。设再事补益，将何以使之宣达而健运耶！首四诊，既重于芳香利气，又重于温化痰湿。芳香利气者，初以枳壳、苏梗，再以香附、苏梗，继进越鞠丸、橘红、法夏，一诊紧扣一诊，以冀其邪由辛燥得散，由气通而化。温化痰湿者，六曲、半夏、杏仁、蔻仁之类，更伍以行气和络之品，合力进击，胶固之痰湿始有松动之转机。然则久病之躯，一味辛开温化，虑其耗液伤阴，若转予重剂缓养，又恐恋邪阻湿。际此，用药之进退缓急，倚轻倚重，亟宜审慎。故于辛开化湿之中君以白术、山药以健脾。湿性果属缠绵黏腻也，犹如剥蕉抽茧，旋化旋复，层出不穷。证之六诊之苔又见白垢，此治者之必须相机应变，随证进退之处也。七诊、八诊于法更进一筹，以其粪下淡黄而薄，责之中运乏力，火不生土，当以附子理中丸温运中川。九诊中焦转运之机渐复，余病未净，体力尚弱，宜再标本两顾以濡养之。

此案之症结尽在痰湿阻遏，气机失宣。原湿善黏腻、气贵流畅，病者往往气以湿阻，湿以气凝，因此非燥湿利气未易得通也。作文易改文难，治病易救偏难，理相若，焉可不慎乎。

58. 风疹块

蔡某，男，14 岁。

初诊：1963 年 8 月 24 日。

风块盈发，与腹痛更迭为患，红瘰片起，作痒异常，法当祛风邪疏气滞。

防风（炒）钱半，苏梗三钱；白蔻仁（杵，后下）八分，枳壳（白术钱半同炒）钱半；范志曲（包）四钱，焦米仁四钱；青皮钱半，广木香一钱；车前子（包）四钱，泽泻三钱。

【按】风疹者，邪郁于里，而泄发于外，内外皆病，未可权偏而治也。其恙虽小，受扰至巨，往往既发风块，又见腹痛，更迭为患。或疹隐而腹痛，或痛已而疹发。奇痒非凡，坐卧不宁。盖肺主皮毛与大肠相表里，姑常有忽出忽入，忽表忽里之状，达于肌表则见红疹遍发，郁于内脏则见腹痛阵作。治宜参酌情况，师痛泻要方之意以应之。取防风、苏梗散肌表之风邪，范志曲、焦米仁助脾土转运，青皮、木香疏肠间之气滞，车前、泽泻利积伏之湿热。惟蔻仁、枳壳、白术宣肺健脾，行三焦之气化，健中州之脾运，可以利胸膈、宽肠胃，上则能散，下则能消，寓意至深且要焉。仅投三剂，其患悉除。

59. 喉蛾风疹同病

陆某，女，20 岁，温州路 127 号。

初诊：1962 年 8 月 8 日。

风疹，常病也。往往因饮食不运，恶受风寒而易于触发。兹则以伤风，喉蛾高肿而引发风疹。遍体盈块，奇痒困人，便艰溲利，法当散暑风、消蛾肿、化痰浊以应之。

六一散（薄荷八分同包）四钱，白蒺藜四钱，牛蒡三钱；白杏仁（杵泥）四钱，水炙紫菀钱半，赤芍三钱；僵蚕三钱，马勃八分，飞中白（包）二钱；莱菔子（杵泥）四钱，保和丸（包）四钱，泽泻三钱；白前二钱，枇杷叶（去毛，包）五片。

另：金锁玉匙散三分，频频吹喉。

药三剂后，喉蛾平而风疹消，为杜根计，嘱服：大红枣五枚，花生米五十粒，黄酒酌量，煎汤服之。

【按】陆某罹风疹之疾，已历三年之久。辄因食鲜发之味，或冒凉风之邪而感触。多经治疗，其根未除。时值暑湿之令，辄冒凉风之感，致使内伏之留邪与蕴结之痰湿，辄易如风潮鼓涌而为患，非引起喉蛾高肿，即透发风疹。大便艰行，浊道不通也。为治之旨，在于清泄暑风，宣化痰浊，则喉蛾也，痰浊也，随之而可消释矣。投以薄荷、六一散、白蒺藜、牛蒡泄暑风利咽喉，白杏仁、紫菀、赤芍畅肺气、散营热，僵蚕、马勃、飞中白泄风消痰，莱菔子、保和丸、泽泻助运化、利湿热，白前、枇杷叶清肃肺金。另用金锁玉匙散吹喉以消肿止痛。药三剂即见乳蛾平而风疹消。为杜绝风疹之病，乃予以红枣调营卫、花生米润肺补脾、黄酒和血行气等煎服之。取其和营分，壮卫阳以抗外邪。近两年来，不复发作矣。今则毋避于海鲜，毋伤于风。所谓风疹也，喉蛾也，虽为两病而为风所侵则一也。姑治病贵求其通，风去则疹与蛾同时而解矣。

60. 阴伤音哑

陈某，男，41岁，东庙桥路230弄2号。

初诊：1963年11月20日。

音出低哑，语多阵呛，咽干而梗，痰吐泡沫，胸次不畅，气失宣达，便通溲利，病缠八个月之久，上焦之阴已伤，火升则热聚，热聚则痰沫。姑润养咽道，消痰清热为得计也。

北沙参四钱，天冬二钱，黑元参三钱；瓜蒌皮四钱，甜杏仁四钱，川贝（杵泥）二钱；马勃八分，飞中白二钱；海蛤粉（包）一两，冬瓜子五钱；枯芩炒钱半，川石斛四钱；芦根（去节）一两，蝉衣五分。

另润液丹：珠黄散二分，冰片一分；熟石膏二钱，甘中黄一钱；飞中白二钱，黑元参四钱。

共研细末如尘，用糯米纸包少许噙化之。

功能：生津益阴，消肿解毒。

珠黄、冰片散热生饥；石膏、中黄清热解毒；中白、元参养阴止痛。

二诊：1963 年 11 月 22 日。

音哑较减，痰沫亦少，唯语作呛，火乘于上也；咽梗而干，涎少上润也；胸次不畅，似乎作闷，尽是积热聚痰，气道失其濡养也。本病为日已久，存阴清热，痰火自解，于法宜清浮游之火，更宜益耗损之阴。

北沙参四钱，天冬三钱，黑元参（秋石五分，泡汤同炒）四钱；瓜蒌皮四钱，甜杏仁四钱，川贝（杵，包）二钱；马勃八分，飞中白（包）二钱，竹茹三钱；海蛤粉一两，冬瓜子五钱；生草七分，川石斛四钱；芦根（去节）一两，蝉衣五分。

另：噙化方同上。

三诊：1963年12月24日。

发音渐朗，咽梗未净，于今九月，多语尚呛，胸闷已减，痰沫见少，便溏溲利。经治以来，日趋缓和，可见存阴降火，确乎正治。此外，尤宜以节劳为要。

肥玉竹四钱，天冬（带心）二钱；黑元参（米炒）四钱，川贝二钱；马勃八分，飞中白（包）二钱；冬瓜子五钱，海蛤粉（包）一两；生草一钱，马兜铃（蜜炙）七分；怀山药五钱，乌药钱半；蝉衣（蜜炙）七分，川石斛四钱。

另：

（1）噙化方同上。

（2）滋津膏：真蜂蜜四两，熟猪油一两，调和蒸化，渐渐服之。

【按】古人言：金实无声，金破无声，诚治失音之准绳也。而对于本病情况尤见复杂。若陈某者，平素执教烦劳，语多阴伤，火炎乃炽，由是嗓门不利而发声低微，引起咽道干涩而咽吞艰苦，一般之讲解师、艺术家恒病及之。在治法，宜益阴生津以滋泽肺金，尤宜流通痰气以利咽道。故于清润之中，佐以宣化。初诊、二诊均本是法以治之，故日见其效。三诊进而加入益气理气，良以气壮而气旺，气和则音齐，再加以噙化润液之方，故得益更佳。

滋津膏属血肉有情之品而具润泽之功，奏效较捷，遂使其咽道利而发音和。总之，虚虚实实之间应付不易也，以清润而无碍乎宣通为至上。

61. 脏气下陷，溺下沉淀

郁某，男，35 岁，太原路 18 弄 3 号。

初诊：1963 年 1 月 13 日。

溺下或黄白或混浊。经检查尿中有无机盐，时有时无，劳则为甚，十年痼疾，殊为困人，当宗脏气下陷之旨以治之。补益脾肾或可有济。

花粉四钱，怀山药（炒）四钱；天冬（米炒）二钱，白芍（土炒）三钱；杜仲三钱，金毛脊四钱；川断三钱，桑寄生五钱；六曲四钱，炒谷芽五钱；粉萆薢四钱，车前子（包）四钱；白茅根（去心）一两。

二诊：1963 年 2 月 7 日。

药后溺下转清，佳象也。仍宜防其复发。必须体会脏气下夺之旨，才可用药着力。

花粉四钱，怀山药（炒）四钱；天冬（米炒）二钱，白芍（土炒）三钱；川断三钱，金毛脊四钱；菟丝子四钱，桑寄生五钱；六曲（包）四钱，炒谷芽五钱；粉萆薢四钱，白茅根（去心）一两；车前子（包）四钱，料豆衣四钱。

【按】水液之下，藉乎气化之调和，系乎脏气之输布。若至脏气下夺，收摄无权，必致物质流散而下注不已也。至于溺下黄白或所下混浊，经科学之检验发现有无机盐，每以消化不良、劳累而转甚，足证脏气下夺之所由来也；且缠绵十年之久，脾肾之力惫矣。故以花粉、山药也健脾生津，天冬、白芍也养津敛阴。杜仲、川断、金毛脊以补肾，六曲、炒谷芽以助运，粉萆薢、车前子、白茅根渗湿，务使摄养固气而各归其所以求其通路，溺下自清。迨再度检验尿中之无机盐，已告肃清。溯十年痼疾，仅经两诊，药十余剂而瘥，所以得力之处，尽在于吾所主之通。

62. 脏夺溺白病（乳糜尿）

施某，男，23 岁，武定路 1319 号。

初诊：1964 年 5 月 30 日。

乳糜尿，病发五日，溺管作痛，溲行迟缓，且见支急，便溏，气运不和，乃致下陷为病也。当疏运调化之。

六曲（包）四钱，宋半夏三钱；青皮钱半，陈佛手一钱；枳壳钱半，白蔻仁（杵，后下）八分；粉草薢四钱，车前子（包）四钱；生草梢七分，生米仁四钱；川断三钱，桑寄生五钱；炙橘白钱半，炒谷芽五钱。

【按】乳糜尿，淹缠病也，足以经年累月而为病也。病者患之，治者难之。虑其病之艰于应付，而又惧其克伐病体。大凡一病之发生，当先究其所阻碍，及审其所由来，倘不顾其他，而径欲愈其病，是类于缘木求鱼也。要知其复发多因于劳逸违常，眠食失节，冷暖不调，乃致内脏失其自主能力，遂将平日所得营养滋液，或多或少随之溲下，完全是脏气下夺所致，乃定其假名为脏夺溺白病。使治者，知其病之因素，及其病之构成，先须祛其芜秽则本根自然易除，治病亦然也。口淡脘痛，胃不消化也；大便艰行，传道失常也。胃肠同病，则岂仅乳糜尿难以求其愈邪。不观乎儿童之食伤，溲溺如米泔水。然则脾阳足则转运健，转运健则脾阳升而力强矣。若乳糜尿之脏夺溺白病，自然亦可同时得健运之力而制止。六曲、半夏助运，青皮、陈佛手调气，枳壳、白蔻仁宽胸，草薢、车前渗湿，米仁、生草梢利水，川断、桑寄生健力，炙橘白、炒谷芽醒胃。嘱服五剂，但仅服两剂，即见乳糜清彻。此治而不治，不治而治之法也。无他，吾在求其运而通也。但负此病者，劳逸眠食冷热，必须加以适当调节而珍护之，信可持久健全。

63. 撞伤睾囊精管不通

张某，男，34岁。

初诊：1962年12月17日。

八年前撞伤睾囊，伤愈而疾未除，转见腹胯酸痛而滞。经西医检查，为输精管受压迫而阻塞不通。肿胀未消，络气不和也，宜宣气和络以求其通。

丝瓜络三钱，白茅根（去心）一两；车前子（包）四钱，生草梢一钱；枸橘二钱，川楝子（炒）三钱；马勃一钱，土贝（杵，包）二钱；通草一钱。

二诊：1962年12月24日。

药后腹胯酸痛顿得减轻，佳象也。原阴器为肝脉所络，法当藉疏厥阴之气，以通输精之管，俾可因而获效焉。前方加醋炒青皮钱半，穿山甲五分同包。

三诊：1963年1月4日。

肝气和则络气始调，腹胯之酸痛自减矣。唯压瘪之精管尚未能通，气化微弱也。当于疏泄之中，佐以益气为法。

移山参（研磨另吞）七分，天冬二钱；飞滑石（生草梢一钱同包）四钱，车前子（川楝子三钱同炒，包）四钱；马勃一钱，土贝（杵，包）二钱；青皮（醋炒）钱半，枸橘二钱；乌药钱半，丝瓜络三钱。

四诊：1963 年 1 月 21 日。

经检查，输精管已得通矣。因友叙而饮酒，腹胯之酸痛又觉，但较前为轻，仍守前旨以增损之。

南沙参四钱，天冬（去心）二钱；飞滑石（生草梢一钱同包）四钱，车前子（川楝子三钱同炒包）三钱；马勃一钱，土贝（杵，包）二钱；青皮（醋炒）钱半，枸橘二钱；乌药钱半，丝瓜络（广木香一钱泡汤同炒）三钱；白茅根（去心）一两，黑山栀三钱。

药后嘱其常食呛虾，或可有助于精子之活力。

【按】张某之疾，肇始于外伤后，阴囊肿胀，曾用醋煮鸡蛋滚熨之，肿胀得消而时有所发；继之发现精液无精子，并见腹胯酸痛作滞。经康立路薛君老西医师检查，谓输精管因受伤而阻塞，无法治疗。张某情色沮丧，心也哀之。忽得邂逅公安医院某同志之介绍，即来诊视。自诉腹胯酸痛而觉滞坠，输精管因受伤而不通，余则一无所苦，历经八年矣。乃潜心体会之，因受伤而变化之情状，及生理气化之通塞，一一默运而寻思之。原阴器为肝脉所络，平人厥阴之络气下滞即病疝肿，至于本病之输精管闭塞，有相通焉。思其伤后，外部必定有瘀阻之郁血而凝聚，内部必因受震溢出之黏液而有所阻塞。前者宜益气，后者应通利，应用此旨庶几近之。初诊丝瓜络、白茅根祛瘀和络，车前子、生草梢渗湿热、通精窍，枸橘、川楝子疏气通气，马勃、土贝化坚消肿，通草通气利水。二诊增青皮疏阴之气机，穿山甲通经络引通药达病所。厥阴之气机得通，则络分之瘀热自化，腹胯之痛随之解释。唯觉于疑似之间，嫌有些微下坠耳。既有此良好应验，正宜乘势，通中寓补，俾可有鼓动精管流通之力。乃于三诊增入移山参、天冬，益气而通少阴肾经，余则参照前旨。药后骤见好转，再经薛君复查，断为精管已通。继因乐而饮酒，稍有挫折，再事调治，又告如常矣。嗣后嘱其佐餐时，可备呛虾食之，亦可有助于精子之活力也。总之，治通之旨皆有利于一切杂病之释疑也。

64. 遗精

程某，男，43岁，四川北路1649号。

初诊：1964年1月1日。

辛劳过度，精神耗伤，乃致水火不能既济，阴阳不得相交，时见遗泄而滑精，脉来软弦，纳食尚可，病历半年，意兴索然，髓海不充，下元亏乏。当复益真元、填精髓为治，非滥服温热之药所能济事也。宜善珍之。

七味都气丸三钱，补中益气丸三钱，间日轮流吞服，用天冬（带心）二钱煎汤送之。聚精丸三钱，天天空腹盐汤送下。

另：海参一只，黄鱼肚五分，炖温服之。

二诊：1964年1月12日。

填精固元，当求积铢累寸之功，其效未可以旦夕计也。药病既见符合，当守前旨以进之。方药同前。

三诊：1964年1月24日。

遗泄之情状，日见好转，唯精神尚觉疲乏，为积虚之体必然之现象也。当再善事珍养之。

甲组：补中益气丸三钱，早服；青娥丸三钱，晚服。

乙组：七味都气丸三钱，早服；聚精丸三钱，晚服。

间日轮流用天冬二钱煎汤送服。

四诊：1964年2月20日。

遗泄之情况大有好转，仍守前旨为治。方药同上。

五诊：1964年2月23日。

积虚之体，气弱阴亏，冷暖稍一不慎，痰火辄易为寒邪所束，夜间尚觉痰多，有时心跳，神倦。宜暂事清理，再宗前旨进益之。

瓜蒌皮四钱，白杏仁四钱，枳壳钱半；炒枣仁三钱，远志肉钱半，竹沥夏三钱；杜仲钱半，川断三钱，桑寄生五钱；新会皮钱半，炒谷芽五钱，磁朱丸（包）四钱。

嘱：待痰薄咯利后，再服丸剂。

【按】肾藏精，北门锁钥自有真元固摄。姑得精充则气足，气足则神定。若或辛劳之消铄，伤及真元，精即外泄。患此者，恒见精神萎靡，意兴索然。治此者，每喜辛温壮阳，大力固涩，而阴阳之平衡，水火之相济，未加察也。及见其未得或效，犹意为未足，只着意于蛮补，此欲求得其效，何异于古人所说之缘木求鱼耶！且脏腑有表里之用，气血有相引之机。当度其病之本源，审其情之起由，未可固执，而倚轻倚重以治也。盖肾主先天之精，脾益后天之气，精充则髓海不枯，气旺则精关得固。为亡羊补牢之谋，正宜补脾益肾之治，则莫如填精益气之法。初诊七味都气丸补肾固精、补中益气丸健脾摄气间日轮流服之，取阴阳两顾以求平秘之功。用天冬煎汤送丸，乃取其清肺金，益水之化源，降浮火，使精之固摄。上下相应，升降合度，使药力得以直入少阴，而岂桂附温燥克伐之味所可及耶！聚精丸，填精而止遗泄，盐汤送服，入肾而坚阴。三诊时加青娥丸以温养其水脏，更以海参、黄鱼肚，按日常服，取血肉有情之味，以补血生精。调治以来，日见好转，良以气弱阴虚之体，辄易痰聚火升，真元虽见日复，而痰火亦易随之日增。五诊时为应急之谋，暂为清理之。迨痰火清化，再谋补益。是以理虚之道，当于通补滑涩、阴阳虚实之间权其先后缓急以应之，得其治矣。服药二月余，竟得遗泄已，神色旺而体健病愈。一日，忽伴其妻来诊，谓怀麟五旬余，结婚以来，二十有余年，于今始得有弄璋之望，称谢不已。吾闻之喜且乐也。先生病已，及妻又怀麟，可贺可贺。医术之得以济人，至足乐焉。

65. 阳强阳痿

劳某，男，45岁，梵皇渡路。

初诊：1963年12月17日。

阳微气弱而失健，至于阳痿；阴虚精耗而火窜，及手阳强。其所以有同病之源，尽由于早岁耗乏过多，遂致气弱血虚而阴阳失其平秘。血者，气之守；气者，血之衡。相偶而不相离者也。有形之精血易于耗燥，虚越之阳气亟须固摄。当以甘温甘凉协和而应用之，获可操券也。《经》云："阴平阳秘，精神乃治。"

潞党参钱半，麦冬二钱，北五味五分；制首乌五钱，菟丝子四钱；七味都气丸（包）四钱，鸡子黄（冲）一只；夜交藤五钱，合欢皮五钱。

蛤蚧尾一对，研末米饭为丸，分次空腹吞服。

右归丸钱半（晨服），左归丸钱半（晚服），用淡盐汤或开水送吞。

【按】劳君早年患有遗精，晚岁乃见阳痿，且兼有阳强。阳痿者，阳微气弱也；阳强者，阴虚阳窜也。且大便先干后溏，脾尤乏力也。察其致病之情，不外乎气弱血亏，阴阳不相济耳。壮阳虑其微弱之阴更形耗伤，益阴恐其脾弱之土益见迟缓，非一般浓重滋腻之膏剂所相宜也，只可在甘温甘凉协和之中而消息之。处以潞党参、麦冬、北五味益气生津，敛耗散之气阴；制首乌、菟丝子填补肝肾，调和气血。七味都气丸、鸡子黄益肾水交阴阳，合欢、夜交藤悦心神，蛤蚧摄气益精。另右归丸益火、左归丸壮水。尽相济之力，谋交泰之功，为吾全方之主旨。要知补阳必须和以存阴，育阴更须辅以济阳，则阳得以运阴，阴得以潜阳。既可戢浮越之虚阳，又可存内守之真阴。气血融通，阴阳平秘，则病除而体亦健矣。

66. 虚乏阴伤

吴某，女，46 岁，愚园路 585 号。

复诊：1964 年 1 月 2 日。

经曰：劳则阳张，静则阴生。良以阳张则阴耗，阴伤则阳亢，为之头晕、目眩、耳鸣、心跳、怕烦等情状之所由来也。际此冬蛰之令，正培养之时，春和发荣信有赖也。

南沙参三两，天冬二两，大生地五两，制首乌五两，黑元参三两，雪梨膏（收膏时搅入）六两，桑椹膏（收膏时搅入）六两；连翘心（朱拌）一两五钱，炒枣仁三两，远志肉一两五钱，蔓荆子三两，竹沥夏一两五钱，朱茯神四两，桑麻丸（包）四两；菟丝子三两，金毛脊三两，川断（酒炒）三两，桑寄生四两，陈佛手四两，生灵磁石（先煎）四两，煅珍珠母四两。

上药水浸一宿，浓煎三度，去渣，加入二膏，收膏，以老为度。

日服半茶匙至一茶匙，开水冲服，外感暂停。

【按】吴某，劳乏过度，阴液耗伤，水既不足制火，火则益形猖狂，诸端变症随之蜂起。调治以来，日见就范，乃作膏方以调养之。本方主旨：润肺金，养心神，补肝肾，使水相济，而气血得以平衡，则自可祛病而臻健。总之，立方首要在于检定病之偏倚情况。偏于温者，当辅以凉；偏于阴者，宜佐以阳。尽人皆知，而欲求其适当平衡，尤贵于沟通三焦为总诀。吾省此理，故述及之。

67. 尿毒侵脑

是案治已数年，经刘某院长提及，乃重捡旧籍而得。案仅一诊，意却良深，备供科学家之研究，乃重录而述之。

庄某，男，26岁，云南南路141弄2号。

初诊：1960年6月9日。

经检查为尿毒侵脑，神识模糊，腹部膨胀，小溲极少，大便尚通，火性上炎，气少下逆。法当清心平肝以降火，疏气导下以利水。

原金斛（打，先煎）四钱，连翘心三钱；乌药钱半，川楝子三钱；车前子五钱，通草一钱；生紫贝齿一两，炒枯芩钱半；川牛膝钱半，黑山栀三钱。

【按】尿毒侵脑，鲜有载于古籍者，既有近于肿胀、癃闭，而又不相若也。原尿道之通利，尽赖于三焦之气化及肾脏之秘泄，始得去粗存精。今溺闭不通，精浊混淆，毒气内蕴，进而上凌于脑，乃致神识模糊。患者素体肝旺，而又久病之躯，阴越伤，火越张，遂致心肝之火失其平定。弱时则运化无力，涌时则输布艰难，及至气机不得调畅，则水道蒙其害矣。气涌滞则尿潴留，腹胀之病作矣。斯时也，气火煎迫，神识昏蒙。若投以芳香开窍，则虑其耗乏正元；设进以寒凉宣泄，则恐其体力衰惫。进退设施，甚形棘手，乃反复较量之，惟有降火以利水，或可有济。予以原金斛生肺胃之津，益水之高源；连翘心清心经之火，醒脑部之神明；乌药、川楝子调气机；车前子、通草通水道；生紫贝齿镇肝逆，炒枯芩清肺热，合而为潜镇清泄；川牛膝导火下行，黑山栀泻三焦火，合而为泄热导下。全方主旨要在清心平肝以降火，疏气导下以利水。虽为求通之法，仍寓清中有降，疏中有泄之旨，良以不降火则水不利，不利水则火不下，火不下则气化亦不得流畅。是为法中有法，相互为用之妙，未可以平淡之方药而忽视之。一点三通，气化调畅，既得其水利，亦得其火降，神识自然清明，可操左券。区区微志，良有意焉。

附记: 莊某罹患肾结核，已历十年，虽经治疗，未得痊可。1959 年病发尿毒症，经某医院诊治而告愈。1960 年 5 月间再次罹发尿毒症，复入某院求治，然而小溲终未得通。予以肾脏造瘘术，未成功，而神志渐次不清。邀吾会诊时，已历数日矣，势甚危笃，姑备一方以拯之。在中西医团结合作之下，曾一度清醒，卒因弱体沉疴，难以挽救而罢。但以其法未使淹没，乃录出，以备日后之研究。

68. 膈噎（胃癌）

刘某，女，50岁。

初诊：1962年4月2日。

经检查为胃癌，脘次胀痛，作恶作吐，不思纳食，躁扰少寐，胸肋脑背日夜掣痛，大便艰涩，小便尚利，坐卧不宁，情志抑郁，形肉瘦削，气阴交伤，负病已年余矣。将何以支持，必须旷达静养为至要，姑先宗吾润滑益阴之法以进之，再辅以特制之化癌丹、定痛消肿散以尽力拯救之。

瓜蒌仁泥一两，大麻仁泥一两；马勃八分，土贝（杵，包）二钱；大生地五钱，麦冬三钱；芦根一两，川石斛四钱；白蔻仁（杵，后下）八分，枳壳钱半；沉香屑（后下）四分，代赭石（煅）四钱；绿萼梅瓣钱半，炒谷芽五钱。

（1）化癌丹

飞月石三钱，冰片三分，胆矾四分，共研细末。用桑皮纸包少许，含口内徐徐噙化，日服3次。

（2）定痛消肿散

水飞象牙屑二钱，熟石膏二钱；飞中白八分，甘中黄四分；马勃六分，土贝二钱；冰片四分。

共研细末，每用少许口内噙化。

二诊：1962年4月6日。

膈噎重症，情势险恶，脘腹作胀，不能纳食，大便艰行，阴亏则胃枯而肠燥，气弱则气滞而运迟，当以定识定力之知谋以守之。效随于病，法由于吾，未便轻事变更也。

瓜蒌仁泥一两，火麻仁泥一两；马勃一钱，土贝（杵，包）二钱；大生地一两，麦冬三钱；乌药一钱，广木香一钱；陈佛手一钱，春砂仁末（后下）八分；川石斛（打，先煎）四钱，绿萼梅瓣钱半；煅瓦楞粉（包）一两，沉香屑（后下）五分。

三诊：1962年4月8日。

服药六剂，脑背得以不痛，脘痛亦见锐减，偶有微微不适。自觉当脘肿胀，亦渐见收小，有时微微作闷。便通色黑，溲利，险恶危症欣见缓和，至足乐也。但病体虚，症情重，在在可虑，万勿大意。前方去陈佛手，加枳壳钱半。

四诊：1962年4月10日。

自诉胃癌处近八日来一些不痛，有时得食欲恶，舌绛口干，便通溲利，体力极度亏乏，肠胃阴液耗竭，故病情之变端，尚在不可测之时也。

马勃一钱，土贝（杵，包）二钱；北沙参五钱，麦冬二钱；白芍三钱，北五味七分；瓜蒌仁泥一两，火麻仁泥一两；芦根（去节）一两，川石斛四钱；白蔻仁（杵，后下）八分，枳壳钱半；绿萼梅瓣钱半，生谷芽五钱。

五诊：1962 年 4 月 13 日。

脘次痛引胸背，得食欲恶，口干舌绛，便通溲利，气阴交竭，图治不易。舍养胃、润滑、生津、调气、助运之法奈何。

旋覆花（包）二钱，煅瓦楞粉（包）一两，沉香屑（后下）四分；沙参五钱，麦冬二钱，北五味七分；白蔻仁（杵，后下）八分，枳壳钱半；芦根（去节）一两，川石斛四钱；瓜蒌仁泥一两，火麻仁泥一两；绿萼梅瓣钱半。

六诊：1962 年 4 月 17 日。

自嚼服化癌丹后，脘痛得定，停药又作，真元阴液既见交亏，积痰死血尚见瘀结，正所谓功补两难之候也。当尽吾千方百计之脑力以应之。

生桃仁七粒，令患者随意取一粒，细嚼如尘，用生韭菜汁一杯分次缓下之。

另：乌梅若干粒，遇呕吐时取服，细嚼缓咽。

七诊：1962 年 4 月 18 日。

嚼服桃仁五枚，胸次甚觉豁然，唯得食欲恶，口干舌绛，仍宗前旨以治之。

方药同 4 月 13 日。

八诊：1962 年 4 月 22 日。

脘痛得定，纳食见增，寐已转酣，神亦较振，惟粪下成条，尚是先干后溏，舌绛口干。依然津液不足，种种亏损，非补不可。

旋覆花（包）二钱，煅瓦楞粉（包）一两，沉香屑（后下）四分；沙参五钱，麦冬二钱，五味子七分；白蔻仁（杵，后下）八分，枳壳钱半；芦根（去节）一两，川石斛（打，先煎）四钱；川断三钱，桑寄生五钱；绿萼梅瓣钱半，生谷芽五钱；土贝（杵，包）二钱。

九诊：1962 年 4 月 24 日。

调治以来，日见转机，纳食日增，洵佳象也。日饮牛乳二碗，食进烂面烂粥蛋汤各一小碗，胸次安和，惟舌光红少液，不更衣二日，胃肠干枯之虞，犹未解除也。前方加瓜蒌仁泥一两，火麻仁泥一两。

十诊：1962 年 4 月 27 日。

胃癌病久，气阴耗伤，舌质光红，动则头晕，每好叹息，便行不畅，皆虚弱之征也。此病补真阴为要，而调气润滑为尤要。

大生地五钱，天冬三钱，北沙参三钱；煅瓦楞粉五钱，杭菊二钱，白芍四钱；川石斛四钱，芦根（去节）一两；枳壳钱半，春砂仁末（后下）八分；川断三钱，桑寄生五钱；瓜蒌仁泥一两，火麻仁泥一两。

十一诊：1962 年 5 月 6 日。

膈噎重症，渐趋坦途，行动已见自在，唯究属久病积虚，胃纳尚不见旺，但人以胃气为本，急宜善事培摄之。

北沙参四钱，麦冬三钱，北五味七分；川石斛四钱，蜜炙橘白钱半，料豆衣四钱；川断三钱，桑寄生五钱，金毛脊四钱；瓜蒌仁泥一两，火麻仁泥一两，炙鸡金（春砂仁末八分同拌）三钱；炒谷芽三钱，糯稻根五钱。

十二诊：1962 年 5 月 10 日。

药后尚合机宜，诸恙已见安和。惟胃癌久病，阴液枯槁之质，泄热存阴润滑之剂不宜须臾离也。

（1）琼玉膏三两，每日五钱，分次用药汁冲服。

（2）用鲜生地（绞汁冲入）一两，大生地一两；鲜金斛五钱，鲜芦根一两；花粉五钱，火麻仁泥一两。煎汤冲琼玉膏。

十三诊：1962 年 5 月 17 日。

自诉出院后，脉次平安，能食、能便、能眠，尽佳境也。可再宗前旨立方付之，诸希慎护为要。方药同前。

十四诊：1962 年 6 月 4 日。

据述：调养以来，甚觉安然。饮食时，脘次已回复如常，纳味知香，夜眠尚可，二便通调，面布笑容，化癌丹已停六天。唯两腿腰脊，每易酸软乏力。核此症情，病久体乏，气阴两亏。当宗阴阳两补之法，大剂培养之，但生津润滑之旨仍然不可离也。

潞党参三钱，北沙参四钱；天麦冬各二钱，北五味五分；制首乌五钱，白芍（甘草一钱同炙）三钱；原金斛（打，先煎）四钱，炙鸡金（春砂仁末分拌）三钱；花粉五钱，火麻仁泥一两；杜仲三钱，金毛脊四钱；川断三钱，桑寄生五钱。

【按】刘氏之疾，经检查为胃癌，有类于膈噎也。原膈噎之症，多由于气血虚，胃冷胃槁，而成饮不下、食不下，膈在吸门、喉门之会厌也。食下胃脘痛，须臾吐出，槁在贲门胃之上口也。病历年余，形体瘦削，脘痛腹痛，引及胸肋腰背，食不能下，寐不得安，大便艰涩而难行。揆度其致病之因，在于血液耗乏，肠胃津液枯槁，心肝火旺，情志郁郁不乐，遂致舌绛口干、脘腹胀满。上则妨于纳食，中则困于痞塞，下则失于通达，症情至此，棘手可知。上下既失升降，气化自易阻塞，非速谋宣达之出路，不足拯危急之病痛。攻则虑其不胜，补则惧其阻塞，惟有求其一通，方可由渐解释，乃宗吾之润滑法以进之。本方主要之旨，以润滑益阴生津为主，以消肿清热解毒为辅，更佐以宣气调气，以希渐见通降之能。此外，借外用之药物以消内病之癌肿。化癌丹、飞月石软坚消肿，冰片散热；胆矾蚀恶肉，其性烈，负攻伐之责。定痛消肿散、水飞象牙生肌，熟石膏消炎，飞中白止腐烂，甘中黄解毒，马勃消肿，川贝润津，冰片散热，其性和顺，可收安抚之功。丹散互用，攻抚兼施，使剧烈之脘痛才得由渐平定（药前每天必须注射吗啡三四次）。四诊增入沙参、麦冬、白芍、五味益气阴以扶本。六诊以桃仁、韭汁代化癌丹，勿使过其病所，药后甚觉安然。十一诊、十二诊病态转机，与日俱进。因念气阴究属未复，乃予以琼玉膏扶正益阴，配合汤剂以和养之。十三诊，专为培本固元之计而调补之，得以由渐进展而能归复至眠食便溺一如常人。继因返乡省亲，久病初愈，欢乐过分，眠食失节，陡然虚脱，乃至不治。吾闻之，为之不胜慨惜久之。在其居沪时，病机变化，忽喜忽哀，不知费了多少脑汁，费了吾多少心机，方得在无可设法之中，得有生机，由危转安，由安转乐，岂不快哉! 但对此案之经历，尚可供有道之士加以审核之，或可为研究之一助焉。吾之生平爱好治病救人，至今日尚能不辞劳瘁者，无非为党为国做寿世寿民之职责耳!

外科

69. 缠腰蛇丹

俞某，女，29岁。

初诊：1963年7月6日。

半月来，恶寒发热，入夜为甚，口淡咳嗽，胸闷不饥，便少溲热，一身尽痛。近五日，左腰红瘰簇起，焮热，又痒又痛，痰滞湿热阻于内，凉风暑毒迫于外，故交并纠缠而为病也。于法当清热化湿。

鸡苏散（包）四钱，白蒺藜四钱，赤芍三钱；白杏仁四钱，枳壳钱半，宋半夏三钱；陈皮钱半，米仁四钱，保和丸（包）四钱；泽泻三钱，桑枝一两；白前二钱，生蛤壳一两。

外用方（不可吃）：川柏粉六钱，生石膏粉六钱，飞青黛四钱。合和用油调匀搽患处。

二诊：1963年7月8日。

暑湿交并肌表，焮热肿胀，而滋患蛇丹。药后热解，而痒痛稍杀。宜再清营热以化暑湿。

赤芍三钱，土贝二钱；陈皮钱半，米仁五钱；马勃一钱，连翘三钱；忍冬藤四钱，白茅根（去心）一两；知母钱半，六一散（包）四钱。

【按】俞某素有心脏病，体质本虚弱，心肝之火既盛，又值六阳升泄之令，凉风暑湿感于外，气火痰滞蒸于内，布发缠腰蛇丹于腰肋之间，痛苦万状。蛇丹病有干湿之不同，有红黄之差别。前人有云：干者属肝胆之风热，湿者属肝脾之湿热。其说可分而又不可强分也，必须审证而辨之。患者体质素弱，不堪任受其剧痛，亟宜内外合治，防其滋蔓难回。初诊重在疏解留恋之暑湿痰热。二诊表证解，乃转清稽留之湿热，化将尽之暑毒，更有赖于外敷之药，功能清热消肿。续进三剂，痛定肿消，大凡治理外疡需用外敷之药，设皮红碎有滋水者，只可用油和搽，不可水调，乃恐其水与毒汁交并浸润而淹缠也。当熟记之，当熟记之。

70. 左腮结核

陶某，女，54岁，西康路894弄8号。

初诊：1963年6月27日。

左腮下结核，并无焮热酸痛之象，至于头脑抽痛已病两年。气火壅于颊，痰浊痹于络，未可遽以外疡目之。法当平肝以降火，化痰以通络。

煅牡蛎（包）一两，夏枯草三钱，白芍三钱；瓜蒌皮四钱，白杏仁四钱，枳壳钱半；僵蚕三钱，马勃八分，丝瓜络三钱；莱菔子（包）四钱，泽泻三钱，芋艿丸五钱。

二诊：1963 年 7 月 8 日。

凡阴分虚而本质匮乏者，见其结核并不焮红酸痛，于法在本则平肝潜阳，在标则化痰通络。

煅牡蛎（包）五钱，夏枯草三钱，白芍三钱；白杏仁四钱，海浮石四钱，竹沥夏三钱；枳壳钱半，炙橘白钱半，生米仁四钱；泽泻三钱，桑枝一两，丝瓜络三钱；芋艿丸（包）五钱。

三诊：1963 年 7 月 22 日。

左腮下结核，已见消而小，前旨合宜，当再进之。此可证明内外科必须表里贯通，未便以科别内外而分据也。

煅石决明一两，六一散（包）四钱，白蒺藜四钱；海浮石四钱，白杏仁四钱，竹沥夏三钱；枳壳钱半，陈皮钱半，米仁四钱；泽泻三钱，桑枝一两，丝瓜络三钱；芋艿丸（包）五钱，夏枯草五钱，鲜荷梗一尺。

四诊：1963 年 8 月 19 日。

左腮结核将次消失，惟胸次尚觉似嘈似慌，可见内蕴痰热未得尽彻，当仍守前法以应之。

【按】陶某之腮下结核，延经两年之久。病始于焮热红肿，继而转入坚硬（且素有高血压）。阴薄肝亢之躯，易于痰火凝聚。虽然结核于腮下少阳阳明之络，未便以一般之外疡法治之也。在本宜平肝潜阳，在标宜化痰通络。所谓火降则痰化，肿消则核散。若遽目为外疡，而施以外敷，势必阻遏络气，而鸱张为患也。慎思而明辨之，可消患于无形。取石决、牡蛎、白芍、泽泻者，平肝潜阳也；取蒌皮、杏仁、枳壳、竹沥夏、海浮石者，化痰宣肺也；马勃、僵蚕、丝瓜络、陈皮、米仁消肿通络也。若桑枝则和营通络也，芋艿丸者化痰散结也，夏枯草者清热消肿也，均为消散结核之要药。余则应从病情之进退，而参合时令之变化，相机应用之。至于阴薄肝亢之躯，腮间结核，化痰消核正治也，但也不宜过事攻克。所谓表不伤阴，攻不妨正，得宣通之机，少剋伐之损，使两年痼疾一旦霍然，至足乐也。

71. 肌肤作痒（一）

陈某，男，34岁。

初诊：1962年12月5日。

肌肤作痒，便艰溲赤，怯寒夜甚，兼之耳响头晕，营分湿热，藉肝火窜扰而为患。法当清热化湿，平肝和络。

煅石决明一两，白蒺藜四钱，赤芍三钱；瓜蒌仁四钱，白杏仁四钱，竹茹三钱；米仁四钱，忍冬藤五钱，连翘三钱；火麻仁（杵，包）五钱，沉香曲（包）四钱，泽泻三钱；六一散（包）四钱，冬瓜皮五钱。

外用方（不可吃）：生猪油（去衣）二两，生石膏二钱；白及三钱，苦参三钱；地肤子三钱，蛇床子三钱；白鲜皮三钱。

共研细末，和入猪油，打烂如膏搽擦。

【按】陈某因注射青霉素引起肌肤作痒，遍发红疹，且见脱皮。《经》云："诸痛痒疮，皆属于火。"其肝亢之质，火易偏盛，火盛热亦盛，与湿邪相合，逗留于营分，发泄于肌肤，则痒作矣。肝亢则头晕耳响，热重则便艰溲赤。其怯寒夜甚者，为营分不和之征。当标本兼顾之。以石决明、白蒺藜、赤芍平肝息风和络，瓜蒌仁、白杏仁、竹茹润肺清热，米仁、连翘、忍冬藤清络分之湿热，火麻仁泥、泽泻、沉香曲通三焦之气火，六一散、冬瓜皮利湿清热。上则畅肺气以求通达，下则利二便以谋清泄，亦吾求通之旨也。外用方化湿清热润肤，以匡内服药力之不逮。内外夹攻，连投五剂，则渐次消失矣。

72. 肌肤作痒（二）

李某，男，5岁，福建中路410号65室。

初诊：1962年12月19日。

舌黄垢，遍体作痒，便通溲利，风湿热郁遏营分为病，法宜清化。

六一散（包）四钱，通草一钱；白杏仁四钱，枳壳钱半；陈皮钱半，米仁四钱；保和丸（包）四钱，白灯心五分。

【按】肌肤作痒，其恙虽小，却甚恼人。童稚之躯复因外袭之风邪与内蕴之湿热相合为患，客于营分，留于肌肤，发而作痒。原夫肺主皮毛，脾主肌肉，应在宣化渗泄之间，求其两介也。六一散、通草利湿清热，杏仁、枳壳畅肺祛风，陈皮、米仁健脾化湿，保和丸和胃以祛湿浊，白灯心清心以降火逆，求其通。服药三剂，肤痒寂然，尽得力于上宣、下渗、中化之功。以轻灵平淡之药而取效者，以得通之妙用也。

73. 流痰瘰核并病

徐某，女，52岁。

初诊：1963年3月19日。

颈部粗，腹次大，伏结瘰核，累累如贯珠，引痛不已，百法无效，延经两年矣。头晕胸闷，咳嗽气急，便通溲利，阴薄肝亢，火甚生痰，痰痹络阻，凝固不化而为患也。主以益阴平肝，化痰通络。

黑元参四钱，白芍三钱，煅牡蛎（包）一两；水炙紫菀七分，白杏仁四钱，枳壳钱半；旋覆花（包）二钱，生蛤壳一两，海浮石四钱；芊艿丸（包）六钱，丝瓜络三钱；川断三钱，桑枝一两。

二诊：1963 年 3 月 24 日。

咳得减，气较平，颈部、腹次结核之痛势由渐缓减。唯口干、心跳尚是阴薄肝亢，气阴不足之象。仍宜平肝调气，化痰和络。前方去生蛤壳；加煅瓦楞粉一两，炒枣仁三钱，竹沥夏三钱。

三诊：1963 年 3 月 31 日。

颈部、腹次之结核日见消散，口干、心跳亦见平复，便通溲利。耗伤之阴有待补益，凝固之痰尚须宣散，当宗前旨增损而进感之。

黑元参四钱，白芍三钱，煅牡蛎（包）一两；川石斛四钱，枳壳钱半，竹沥夏三钱；旋覆花（包）二钱，瓦楞粉（煅）一两，海浮石四钱；芊艿丸（包）一两，炒枣仁三钱；川断四钱，丝瓜络三钱。

【按】结核发无定处，在上则近于瘰疬，在下则俗称为痰块，其实皆瘰疬、流痰之类也。在本则阴虚肝亢，在标则

外科 179

郁痰阻气，应就其病情虚实而治之，未便坚执疡科之剂概括之。一方面以化痰通络为主，一方面益阴化痰为宜。即如徐氏者年逾五旬，乃情志与耗乏合而为病，遂显现阴虚肝旺之结核，上则伏核十余枚，垒垒成串，下则结块二十余枚，余皆为瘰痰、流痰之质耳。病经两年，内服外敷，百计索求，迄无一效。证属痹阻络脉，络气失宣。结聚高凸，虽无焮热之情态，却有胀痛之感觉。至若咳嗽、气急、胸闷，乃痰气升逆之象也。头晕、口干、心跳，营虚火亢之征也。总之，虽系外疡之类，究属内因之由。若一味攻克，非徒无益，适以害之。唯有益阴以潜阳，化痰以和络，才得符合病机，而使气血流通，以释其厄也。初诊黑元参、白芍、牡蛎益阴养肝，水炙紫菀、杏仁、枳壳宽胸宣肺以调气机，旋覆花、生蛤壳、海浮石散郁结之气、消顽结之痰，芋芳丸、丝瓜络和络以消痰核，川断、桑枝强身利关节。二诊仍同前旨，营阴得以来复，痰气自可消散。此颈部、腹次之结核所以日见消减。三诊减宣肺之紫菀、杏仁，增川石斛以养胃，更重用芋芳丸以化痰和络，痰化则核消，必然之势也。其两年痼疾，兼旬告愈，尽为痰化气和，络脉流通之功也。本方纯粹以滋益肝木，宣通络气，化消积痰为治旨也。凡一切治病之要，以融通为第一，最忌拘执于病名和定例，当从其变者而观之，收效较捷。

74. 流火

朱某，女，57岁，新闸路719弄12号。

初诊：1963年1月2日。

流火发于两腿，流散无定，焮热红肿，步履不便，兼之头晕、耳响、胸闷、口干、夜寐多梦、便通溲黄，上有积伏之痰浊，下有壅聚之湿热。法当宣化痰浊以利气，清解湿热以消肿。

赤芍三钱，土贝（杵，包）二钱；白杏仁四钱，枳壳钱半；陈皮钱半，米仁四钱；莱菔子（包）四钱，保和丸（包）四钱；冬瓜皮五钱，忍冬藤五钱；车前子（炒，包）四钱，白茅根（去心）一两；防己钱半，丝瓜络三钱。

外用方（不可吃）：川柏粉三钱，用生豆腐捣和，敷红肿处。

【按】流火之发，为营分蓄热或夹风而上窜，或夹湿而下注，流散无定，焮热肿痛，法当清解。惟朱氏之疾，上有积淤之痰浊，下有壅聚之湿热，在流火之外，复见头晕、耳响、口干、胸闷等状，病情内而外、外而内，未可以片面之旨以治之，当以两顾为法。予以赤芍、土贝和营消肿，白杏仁、枳壳宽胸畅肺，陈皮、米仁运化中宫之痰湿，莱菔子、保和丸助运化痰、开中宫流转之气机，冬瓜皮、忍冬藤清肌肉络分之湿热，车前子、白茅根利水清热，防己、丝瓜络清下焦络分之湿热，良以肺气得宣，则上下之气机流通，而湿热易于自然分利。外用川柏粉、生豆腐取苦燥湿、寒胜热之旨。以内服外敷，仅得五剂而愈。

75. 乳中结核

晏某，女，50岁，汉口路115号。

初诊：1962年9月14日。

右乳房结核，时觉窜痛，肝气不舒，乃致痰气郁结。法当疏肝理气，化痰和络。

柴胡一钱，赤芍三钱；生紫菀钱半，白杏仁三钱；枳壳钱半，郁金一钱；枸橘二钱，橘叶二钱；蒲公英五钱，路路通三钱。

外焗方（不可吃）：生南星五钱，生土贝五钱，生半夏五钱。共研细末，和入冲和膏一两五钱敷患处。

二诊：1962年9月23日。

右乳房结核窜痛渐安，伏核依然。可见郁结之气稍和，凝聚之痰未化，宜再疏泄之。

柴胡二钱，赤芍三钱；枳壳钱半，郁金一钱；枸橘二钱，橘叶二钱；蒲公英五钱，路路通三钱；瓜蒌皮四钱，白杏仁四钱；冬瓜子五钱，六神丸（另吞）十粒。

外用方（不可吃）：生南星五钱，生半夏五钱，生土贝五钱。共研细末，皮硝一两，煎汤调药外敷。

三诊：1962年10月21日。

右乳房结核，经内服外敷之后，由松动而得消散，唯口鼻作热，肝火旺而肺胃亦热也。于法，当于消散之中转入平肝火、清胃热以和络。

煅石决明一两，杭甘菊二钱，赤芍三钱；白杏仁四钱，枳壳钱半，郁金一钱；枸橘二钱，橘叶二钱；蒲公英四钱，路路通三钱；六神丸（吞）十粒，丝瓜络三钱；黑栀三钱，火麻仁泥五钱。

【按】乳房属足阳明胃经，乳头属足厥阴肝经，乳中结核，每因思虑忧郁，肝气不舒，胃气不和，乃致痰气痹络，凝聚为核也。于法，当疏气和络、化痰消核。药石之外，尚须怡悦静养，务使其心旷神怡，而肝胃之络气调和也。初诊柴胡、赤芍疏和厥阴之气血，生紫菀、白杏仁宣化痰气，气通则络宣，枳壳、郁金破结解郁，枸橘、橘叶宣通乳络，蒲公英、路路通消肿行气。外敷方生南星、生土贝、生半夏消释结核，冲和膏和血行气。连投十剂，即见窜痛得安而结核转松，再加以平肝火、清胃热，俾可得肿消而络和。药后病者心中释然，一再神吾之技，而庆幸其结核得以消失矣。

妇科

76. 痛经

周某，女，22岁，常德路128弄5号。

初诊：1962年10月25日。

经行腹痛于兹四年矣。所来至少，色紫成块，脉来弦数，头尚作晕。肇于昔年食冷之后，为之气凝血滞而作痛，似宜以和营调气为至要。

白蒺藜四钱，煨天麻八分；陈佛手一钱，砂仁末（后下）八分；泽兰三钱，茺蔚子三钱；丹参（生）钱半，丹皮（生）钱半；制香附钱半，台乌药钱半。

二诊：1962年11月27日。

四年前，食冷引起痛经，每至信期必作。药后痛势得减，色泽转红，惟所下甚少，尚是营气未和也。

苏梗三钱，乌药钱半；枸橘二钱，青皮钱半；生丹参三钱，泽兰三钱；杜仲三钱，金毛脊三钱。

三诊：1962年12月24日。

服顺气和营之剂后，腹痛止，色转红，所下亦增多。惟积年便溏，乃宿疾也。冲任初经调理，肝肾尚待补益，再循序进治之。

当归片（吞）六片，生丹参钱半；甜冬术三钱，怀山药四钱；苏梗三钱，乌药钱半；杜仲三钱，金毛脊四钱；小茴香五分，炒枣仁三钱。

四诊：1963年2月25日。

四年来之临经腹痛已不复作，是和营调气之旨有功焉。

当归钱半，生丹参钱半；茺蔚子三钱，泽兰三钱；甜冬术三钱，怀山药五钱；制香附钱半，台乌药钱半；杜仲钱半，金毛脊三钱。

【按】气为血帅，血因气行。气之与血，息息相关，遇热则行，得寒则凝。故逢月事临期，切忌酸冷以利其通。周某临经食冷致气滞血凝而为腹痛者，达四年之久，历经治疗，迄未得效，由其友绍介来诊。初诊调气以止痛，活血以行瘀，主以疏肝动营之煨天麻、白蒺藜。二诊增入杜仲、狗脊补益肝肾以固摄下焦气血之亏。调治以来，腹痛得和，惟久病之躯，脾土衰弱，既不及尽生化之职，又失其健运统血之功，将何以复其应？三诊乃予以当归、丹参养血活血，冬术、山药健脾益气，苏梗、乌药顺气止痛，杜仲、狗脊补养肝肾，小茴香、炒枣仁温养心神。药后诸恙安和，腹痛未作。由是观之，饮食卫生安可忽乎！

77. 临经腹痛便溏

汪某，女，28岁，江苏路70弄46号。

初诊：1961年3月18日。

每值经至，腹痛如绞，便行溏薄，经来量少色淡。此乃肝脾不和，气血生化不足也。

甜冬术三钱，怀山药四钱；制香附钱半，乌药钱半；炒枣仁三钱，远志肉钱半；冬瓜皮五钱，生米仁四钱；麸皮一两，米糠一两；川断四钱，桑寄生五钱；杜仲三钱，金毛脊四钱。

【按】月事之行系于冲任，而冲任之调又隶属于肝脾之和顺，气血之通塞也。脾统血而司气化之输布，肝调气而统血海之盈亏。肝脾不和则气血失调，经行为之不畅，湿浊因之潴留，乃见经临腹痛如绞而便行溏薄。于法当疏肝调气以止痛，健脾助运以化湿。予以甜冬术、怀山药健脾止泻，制香附、台乌药调气止痛，枣仁、远志肉补肝散郁，冬瓜皮、生米仁化湿运脾，麸皮、米糠健胃渗湿，川断、桑寄生、杜仲、金毛脊补肝益肾而强腰腿。既祛其气滞湿阻之邪，又培其脾弱肝虚之本，在两顾之中才得其效。所谓气顺而腹痛已，运健而便溏止。药仅两剂，气通血和则厥疾旋瘥矣。

78. 经来便溏腹痛

徐某，女，16 岁，淮海中路 1285 弄 42 号。

初诊：1963 年 7 月 22 日。

每值经期必定腹痛酸滞而便溏，原腹痛为气不和，在于经则为气凝；在于食则为气滞，治宜扶脾以助运调气以行瘀。

漂白术三钱，怀山药（炒）四钱；苏梗钱半，乌药钱半；生丹参三钱，芫蔚子三钱；泽兰钱半，当归片（吞）六片；车前子（包）四钱，泽泻三钱。

二诊：1963 年 8 月 21 日。

经来泄泻，宜健脾助运；少腹酸痛，应调气和营。两顾治之，则痛当自已。

漂白术三钱，怀山药四钱；苏梗三钱，乌药钱半；生丹皮三钱，当归片（吞）六片；芫蔚子钱半，泽兰钱半；泽泻三钱，生米仁五钱。

三诊：1963 年 8 月 25 日。

经来便溏，业已转干，腹痛虽作而痛时见短，宜再调气健脾为是。

漂白术四钱，怀山药四钱；制香附钱半，台乌药钱半；生丹参三钱，当归片（吞）六片；芫蔚子钱半，泽兰叶钱半；车前子（包）四钱，通草一钱。

四诊：1963年9月20日。

每次经临腹泻而今未作，唯少腹仍觉酸痛，脾运较醒，而气机未见和畅，仍当以疏和为法。

漂白术三钱，怀山药四钱；苏梗三钱，制香附钱半；生丹参三钱，当归片（吞）六片；茺蔚子三钱，泽兰三钱；枸橘二钱，青皮（炒）钱半。

【按】脾统血，冲任系之。月事之顺逆及肠胃之通塞有系于脾脏气运之转输也。苟或脾虚气弱，运行不和，而致统摄气血之职有亏，必致有临经腹泻与腹痛之感觉。故对于徐女之素患经来腹痛便溏，即须健脾而助运，调气而止痛。初诊漂白术、怀山药健脾燥湿，苏梗、乌药和中调气，丹参、茺蔚子顺气行经，当归、泽兰养血舒脾，泽泻、车前利水渗湿，由是便溏渐见转实。嗣后，每将临经之际，即先为调理，循此旨而调治之达二阅月。此后经来不复便溏腹痛矣，即或偶觉腹中不和，仅须臾间耳。四诊增入苏梗、香附、枸橘、青皮调其未和之气，乃得多年宿疾，一旦消除。近半年来，是病迄未复作，良以脾健气运，则内脏之气得其融通矣。

79. 经临腹痛

过某，女，33岁，中山北路信阳新村504弄29号。

初诊：1963年10月11日。

每值经至，胸次作闷，腹部必痛，延及胯侧，所下红而夹黑血块，营热而气不调也；腰酸，体弱而力不胜也。治宜疏气行血，则腹痛自已。

苏梗三钱，制香附钱半；生丹参钱半，生延胡索钱半；春砂仁末（后下）八分，陈佛手一钱；茺蔚子钱半，泽兰叶钱半。

二诊：1963年11月3日。

正值经至，所来色泽转鲜，脘痛、腹痛、腰酸，尚是营气失和也，当再调气和血为治。

苏梗三钱，乌药钱半；生丹参钱半，泽兰钱半；茺蔚子钱半，生延胡索钱半；陈佛手一钱，春砂仁末（后下）八分；杜仲三钱，金毛脊四钱。

三诊：1963年11月21日。

经行腹痛药后已止。唯脘胀腰酸，便行溏薄，尚是气滞运弱之象。经后急宜调达其肝脾，则营气自和。

制香附三钱，台乌药钱半；当归片十片，白术四钱；陈佛手一钱，春砂仁末八分；桑寄生五钱，川断三钱；杜仲四钱，金毛脊四钱。

共研细末，每服一钱，日服 2 次，开水调服，外感暂停。

四诊：1963 年 11 月 28 日。

经临腹痛，其势较缓，而腹胯胀滞、腰脊酸、乳房胀仍然是肝脾失和而气不循序也。法当养血健脾，佐以疏气培养之法为得益也。

当归钱半，白术四钱；制香附钱半，台乌药钱半；枸橘二钱，橘叶二钱；枳壳钱半，春砂仁末（后下）八分；杜仲钱半，金毛脊四钱。

五诊：1964 年 1 月 15 日。

前月经行，腹已不复痛。本月临经又作，乳房胀，腰脊酸，便溏薄。虚弱之体，本易反复，宜仍宗前旨。前方去枳壳、砂仁；加青皮钱半，陈佛手一钱。

六诊：1964 年 3 月 7 日。

绕脐绞痛，气滞也；便行溏薄，脾弱也。惟又值经至，正宜两顾治之。

当归钱半，白术四钱；制香附钱半，台乌药钱半；青皮钱半，广木香七分；芫蔚子三钱，生延胡索钱半；杜仲钱半，金毛脊四钱，泽泻三钱。

七诊：1964 年 4 月 10 日。

近 20 年之临经腹痛，调治以来已告痊愈。惟便行溏薄，乳房作胀，月事时必趋前。仍是肝脾两家之病，法当养血以柔肝，健脾以行气，积丸缓之效，收培补之功。八珍丸三钱、四制香附丸三钱，间日轮流开水送吞。参苓白术丸三钱，天天吞服。

【按】经贵如期，先后多少者皆能致病也。冲任血海运行以时，乃可气血调和而月事时下，以其经之来去常，故又谓信期。若或因于气滞、因于寒客、因于痰湿、因于血瘀，均非所宜。过氏每值经至，辄见腹痛，负此病达二十余年矣，遍经治疗，迄未得愈，彼深苦之。究其致病之因，既无寒冷之侵凌，又无恼怒之郁结，窃念古人有云：肝为女子之先天，八脉寄之。故肝气之调达系乎八脉之和调，若或偏亢则气血易于凝滞而痛矣。所以红黑血块杂见，血凝也；乳房作胀，气滞也；至于便溏，乃脾运不健，受侮于肝木之克贼也。首宜疏肝理气以行血祛瘀，继则健脾益气以和养肝脾。能得气血流畅则腹痛自已。调治以来五月矣，经临腹痛已得按月轻减。七诊时，自诉经来腹痛已停，二十余年之疾苦甫得告愈。唯月事每尚趋前，乳房难免作胀，仍是肝气不和所致。乃处以八珍丸养血柔肝，四制香附丸调气和气，参苓白术丸健脾培土，此为吾善后之法。竟得安然获效者，尽在疏肝调气、益脾助运，乃得气和血行、血行气和之融，尽在治者之能善事因势利导耳。

80. 闭经

包某，女，19岁，南京西路1174号。

初诊：1963年5月26日。

经不行三月，少腹胀坠而带下，腰酸腿软。禀赋不充，故易于营气不和也。吾之经历，调经必先治带。要知，能摄其下陷之气则带自止而血自和矣。于法当本是旨以治之。

乌贼骨五钱，愈带丸（包）五钱；炙橘白钱半，生米仁四钱；制香附钱半，台乌药钱半；枸橘二钱，路路通一钱；金樱子三钱，白扁豆四钱。

二诊：1963年6月2日。

带多腹坠，气虚气陷也。气不调则血不和，故月事不得以时下，于兹已三月余矣。宜健脾以运气，愈带以调经。

漂白术三钱，焦山药四钱；乌贼骨五钱，愈带丸（包）五钱；白扁豆四钱，金樱子三钱；制香附钱半，台乌药钱半；粉萆薢四钱，生米仁四钱；川断三钱，桑寄生五钱。

三诊：1963年6月14日。

腹胀得减，带下尚多，口淡纳少，头痛肢软，皆内伤而体乏之象也。为病已久，脾弱气滞，宜再两顾治之。

焦山药四钱，焦白术四钱；白扁豆五钱，金樱子三钱；乌贼骨五钱，愈带丸（包）四钱；川断四钱，桑寄生四钱；六曲（包）四钱，炒谷芽五钱；白蒺藜四钱，升麻（蜜炙）二分。

四诊：1963 年 6 月 18 日。

素性善怒，气多郁结，带下腰酸，体力不胜也。肝藏血、脾统血，疏肝则气和，运脾则血行，肝脾两调，何疾之有。

逍遥丸（包）四钱，补中益气丸（包）四钱；白扁豆五钱，焦山药五钱；乌贼骨五钱，愈带丸（包）五钱；川断四钱，桑寄生五钱；六曲（包）四钱，炒谷芽五钱；焦白术四钱，茯苓皮四钱。

五诊：1963 年 6 月 24 日。

肝疏脾运气和，乃得月事畅行，已见经来三日，既无腹痛亦不崩冲。要矣哉，气血之融通，尚须切戒酸冷、恼怒以慎护之。

党参炭钱半，漂白术钱半；炙橘白钱半，生米仁四钱；血余炭四钱，枣仁炭四钱；杜仲三钱，川断三钱；宋半夏三钱，炒谷芽五钱。

【按】室女经闭，或因虚寒客于胞宫，或因瘀血结于子处，亦有禀赋不充、气滞血凝者。包某月事三月不行，带下如冲，少腹胀坠。带多则失其固摄之权，所谓气虚而下陷，则腹痛作矣。八脉失调，乃致气血失和。至于腰酸腿软，尽为虚乏之征也。吾于妇科，调经必先治带，盖以固其带脉失司则气分不至下陷。初诊重在理气止带；二诊健脾化湿；三诊升阳健脾；四诊肝脾同治。疏肝以调气，健脾以助运，使脏气疏运周流，无凝滞下陷之弊，则气血融和而八脉通调，既无须乎攻破之药，又无须乎导下之品，其功在于通而使之气和血行也。

81. 倒经

周某，女，20 岁，皋兰路 14 号。

初诊：1963 年 8 月 17 日。

癸水先期而至，又见鼻衄，衄量颇多而经色带黑。急宜平肝以导下，凉血以祛瘀。

石决明（煅）一两，牛膝钱半；归尾钱半，延胡索（生）钱半；生丹皮钱半，白茅根（去心）一两；乌药钱半，泽泻三钱；杜仲（生）三钱，金毛脊四钱。

另：五倍子、明矾等分研末塞鼻。

【按】倒经即逆经也。为经临之际，兼见吐衄，经血不循故道，上逆而妄行也。多为肝亢血热，气火升多降少，使当下者不下，反上逆而冲击阳络，阳络伤则血外溢，乃病倒经。周女形气素盛，经事每每提前。入夏以来，经临则鼻衄，肝亢血热之症，当随其性情而疏导之。法以平肝清营以导下，调气破血以定逆，在降泄之中求其通达，但得气机和降则血脉流畅，经行自循常道而不复升逆矣。方以石决、牛膝平肝导下，归尾、玄胡利气破瘀，丹皮、茅根凉血祛瘀；再以乌药、泽泻调气利溺，杜仲、金毛脊补肾固腰。汤液内服为治本之计，粉剂塞鼻乃应急之谋。标本同治，得臻完善，其后不复再发，洵快事也。

82. 经来如冲

李某，女，20 岁，延安中路 504 弄 29 号。

初诊：1963 年 6 月 30 日。

经来如冲，色黄腹痛，少腹下坠，腰胯酸滞，且见头晕、纳呆、肢软。千万小心，以防虚阳上冒，猝然晕厥。

党参炭钱半，炙橘白钱半；盐半夏三钱，煨天麻八分；枣仁炭四钱，血余炭四钱；乌药钱半，川楝子（炒）三钱；

杜仲三钱，金毛脊四钱。

【按】月事之下，既隶于冲任，复系于气血。原夫一身之血以气为帅，气和则血和，气滞则血凝，气弱则血失统摄矣。李某经来如冲，为气弱气滞也。气弱则血不摄，故经来如冲；气滞则血不畅，故经临腹痛、少腹下坠。于法当在固元补涩之中加以调气。以党参炭、炙橘白益气调气，盐半夏、煨天麻和胃平肝，枣仁炭、血余炭养心止血，乌药、川楝子疏肝利气，杜仲、金毛脊补肾固本。三月之疾竟得三剂而瘳，此乃益气调气而达塞中求通之功，气旺气和则通止合常而无患矣。

83. 经冲

周某，女，53岁，五南路67弄10号。

初诊：1964年3月12日。

年逾五旬，经事仍然，甚至所下如冲，忽多忽少，延今月余。胸闷腹胀，便艰溲利。气弱气滞而致中气下陷，遂使下焦失其固摄之职，最防冲甚昏晕。

党参炭三钱，生地炭五钱；宋半夏三钱，枳壳钱半；炒枣仁四钱，漂白术三钱；制香附钱半，台乌药钱半；川楝子三钱，炒白薇三钱；杜仲钱半，川断三钱；桑寄生三钱，震灵丹（包）四钱。

二诊：1964年3月19日。

血崩四旬余，服补脾益气收摄之剂，获效良多。唯虚象毕集，神色萎软，故见耳鸣目花心荡、胸闷怯寒、冒呆腹胀肢软，皆营脱气虚，体力不胜之象也，当相机扶持之。

党参炭三钱，新会皮一钱；炒枣仁三钱，血余炭四钱；煅牡蛎一两，杭白芍三钱；枳壳钱半，宋半夏三钱；乌药钱半，固经丸（包）四钱；川楝子三钱，炒白薇三钱。

【按】七七为冲任精气衰微之时，血海空虚，地道不通，素有明例。年逾五旬，月事犹以时下，甚至复见如冲者，乃为病矣。以其本体丰腴，且肝元痰多，最易克伐脾土，致使中气下夺。苟能扶脾健胃，使胃气上腾，血循经络，则自可无复崩之患矣。原冲脉隶于阳明，所以仲景主小柴胡汤，以姜枣扶胃气，取其在经水适来、血室空虚之时得升提而不致下陷。故经云治病要求其本，非仅仅收涩所能济事也。初诊党参炭、生地炭益气补阴以止血，宋半夏、枳壳理气化痰以运中，炒枣仁、漂白术养心脾以统血，香附、乌药温运气化、宽消腹胀，川楝子、白薇疏气以止淋露，杜仲、川断、桑寄生补肝肾以固下元，震灵丹温通固摄而止崩冲。连投五剂，年高之虚体，月余之崩冲，顿见神健而漏止。但阴亏血脱之体究属虚乏太甚，每见目花、耳响、心荡、胃呆腹胀、胸闷肢软，皆气虚血升，失其交融之见端也。二诊药病相得，宜从前旨，仍以党参炭、新会皮健脾升气，炒枣仁、血余炭养心止血，煅牡蛎、白芍敛浮阳，枳壳、宋半夏理痰气，乌药、川楝子疏厥少，杜仲、桑寄生补肝肾，固经丸、炒白薇止崩漏。进服五剂，诸恙霍然，唯尚觉体力不足，仍宜再事静养，俾可完全健复。

84. 带下

李某，女，64 岁，康定路 1496 弄 9 号。

初诊：1963 年 4 月 22 日。

带下如注，色清如水，神疲乏力，头晕目花，口干脉弦，得食胸次不适，便溏溲利。年事已高，肝肾不足，脾运乏力，乃致带脉失于约束。姑先健脾以化湿，调气以摄带。

漂白术（土炒）三钱，白芍（土炒）三钱；白扁豆四钱，茯苓皮四钱；陈皮（炒）钱半，焦米仁四钱；乌贼骨五钱，愈带丸（包）五钱；陈佛手一钱，六曲（包）四钱；金毛脊四钱，粉草薢四钱。

二诊：1963 年 4 月 26 日。

带清如水，所下见少，目倦神疲，一身乏力。肝脾肾三家同病，仍宜宗前旨之方。

漂白术四钱，白扁豆四钱；金樱子三钱，焦山药四钱；茯苓皮四钱，焦米仁四钱；乌贼骨五钱，愈带丸（包）五钱；陈佛手一钱，六曲（包）四钱；金毛脊四钱，粉草薢四钱。

三诊：1963年5月2日。

带下得减，尚见神疲，积虚不复也，仍宗前法以立方。

前方去粉草薢；加春砂仁末八分，杜仲钱半；保和丸（包）四钱。

四诊：1963年5月10日。

迭进健脾化湿，理气止带之剂，带下如注之况日见好转。既是药病相得，无需改弦易辙，追踵前旨，足以获效也。

漂白术三钱，白扁豆四钱；金樱子三钱，焦山药五钱；茯苓皮四钱，焦米仁五钱；乌贼骨五钱，愈带丸（包）五钱；陈佛手一钱，保和丸（包）一钱；杜仲钱半，桑寄生五钱；粉草薢四钱，金毛脊四钱。

五诊：1963年5月22日。

带下不净，似有似无。口干苦，头眩晕，神倦疲，纳不香，便通溲黄。虚人之积力，本难冀其速，当以积铢累寸计之，才可按日成功。

天冬二钱，鲜石斛四钱；竹茹三钱，炙橘白钱半；乌贼骨五钱，愈带丸（包）五钱；生米仁四钱，白扁豆五钱；陈佛手一钱，生谷芽五钱；川断三钱，桑寄生五钱；芦根（去节）一两。

六诊：1963 年 5 月 27 日。

带下由渐向愈，体虚尚未元复，故头晕目花仍所难免。口苦胸闷，滞胃助火之物尤宜戒之。幸便通溲利，别无所苦，当再摄养与调理两顾之。

煅石决明七钱，白蒺藜四钱，煨天麻八分；川石斛四钱，枳壳钱半；陈皮钱半，炒谷芽五钱；白扁豆（炒）四钱，焦米仁四钱；愈带丸（包）五钱，乌贼骨五钱；川断三钱，金毛脊四钱；粉萆薢四钱。

【按】李媪年逾六旬，而带下如注，其亏可知。八脉寄于肝胆，而隶于脾胃。带脉之失于约束，其于肝脾有所亏损。肝主疏泄，调气化；脾主转运渗水湿；肾为先天之本，又有固摄之权。若肝脾肾三家同病，则必致气不调、湿不化而固摄无权矣。甚至带下如注，且其色清似水，尤为湿重之证也。此时滋肝益肾为要而治脾为尤要。良以脾虚则湿重，则化湿利湿之职失矣，才见得食不适，便行稀薄必然之势也。且病而脾虚者，调治肝肾之不足，亦未便遽予峻补，虑其妨运而气滞也。必须在疏补之中，以运以通乃可收相引相济之效。前四诊在于疏调固涩。用于健脾化湿者，有白术、扁豆；益阴涩精者，有金樱子、怀山药；渗湿者，以茯苓皮、焦米仁；止带者，以乌贼骨、愈带丸；助运调气者，有陈佛手、六曲、保和丸、春砂仁；培补肝肾者，有杜仲、川断、金毛脊、桑寄生。随机演进，带下由渐减少。后二诊一重于益阴以清热，一重于健脾以化湿，调治兼旬，脾健而湿化带下止。

85. 青带

陈某，女，10 岁，南京西路 76 号。

初诊：1963 年 5 月 5 日。

带下色青，延及三年。稚年病此，禀赋不充也。重损其阴，则肝木偏亢，上则鼻衄，下觉便艰，由是湿火相附而为患也。法当以运化为主而以清泄为辅。

焦山药五钱，白扁豆五钱；金樱子三钱，乌贼骨五钱；六曲（包）四钱，宋半夏三钱；陈皮钱半，米仁四钱；黑栀三钱，白茅根（去心）一两；炒谷芽五钱，火麻仁泥六钱。

二诊：1963 年 5 月 14 日。

稚年弱质，禀赋不充，带下色青，如绿豆汁，阴虚则口干唇燥，湿阻则纳食不香，便通溲黄。治宜益阴以清热，化湿以止带。

川石斛四钱，黑元参三钱；茯苓皮四钱，白扁豆四钱；金樱子三钱，乌贼骨五钱；愈带丸（包）五钱，怀山药五钱；粉草薢四钱，通草一钱；白茅根（去心）一两，生米仁四钱。

三诊：1963 年 5 月 22 日。

三年青带甫见自愈。唯久病阴伤之质，尚觉口干纳呆而寐中多汗，便通溲利。于法当重治带，获效之后，即宜进益肝肾以固摄之。

制首乌五钱，黑元参三钱；怀山药五钱，白扁豆四钱；乌贼骨五钱，愈带丸（包）五钱；川石斛四钱，炒谷芽五钱；粉草薢四钱，白茅根（去心）一两；煅牡蛎一两，白芍三钱；淮小麦（包）一两，大红枣五只。

四诊：1963 年 5 月 27 日。

带下色青转黄，口淡纳呆，便通溲黄，脾运薄弱而湿热犹重，皆由禀赋不充、转化乏力所致也。

茯苓皮四钱，制于术钱半；川石斛四钱，黑元参三钱；

粉萆薢四钱，川柏炭钱半；炙橘白一钱，焦米仁四钱；愈带丸（包）五钱，乌贼骨五钱；金樱子四钱，怀山药三钱；浮小麦（包）一两，大红枣五只。

五诊：1963 年 6 月 12 日。

带下已而复作，其色黄，口干纳不多，脚浮肿，便通溲利，尚是中运转化乏力，湿热施治未清之象，当再助运化湿止带。

补中益气丸（包）四钱，资生丸（包）四钱；粉萆薢四钱，川柏炭钱半；愈带丸（包）五钱，乌贼骨五钱；金樱子三钱，怀山药五钱；陈皮钱半，米仁四钱；冬瓜皮五钱，车前子（包）五钱。

【按】带下色青，如绿豆汁，而发于童稚之年者，殊不相宜。古人或谓系肝经之湿热，但其年尚幼小，既无七情之感触，又少肝木抑郁，尽由于禀赋不充，气阴匮乏，脾弱运迟，湿热浸淫，下注于阴，乃下青带。至于口干鼻衄，便艰溲黄，为阴损火铄之征。余如纳呆脚肿，乃以湿重气滞所致，当于益阴清热、健脾化湿之中辅以固涩之力。初诊化湿以清热，健脾以止带。二诊川石斛、黑元参益阴泻火，怀山药、茯苓皮健脾化湿，愈带丸、乌贼骨收涩止带，金樱子、白扁豆化湿健运，生米仁、白茅根渗湿清热，粉萆薢、通草分利水湿。脾健湿化，青带减少。三诊在健中运、敛浮阳双顾之下，以敛其外泄之寝汗。药后带虽见少，而色尚黄，脾运亏而湿尤恋。四诊仍以健脾化湿为旨。五诊于健脾化湿之中佐以升阳益气，乃得收功。良以生化有利则气运而湿化，何至有湿热潴留之患耶。

86. 产后淋露

叶某，女，26岁，巨鹿路383弄7号。

初诊：1963年10月14日。

正产二十八朝，瘀露未净，头晕多梦，耳响口干，纳少，便艰溲利，脉软弦。在此八脉空虚，营阴耗亏之际，当以轻灵之手，重在摄血、健运、润滑三法中求之可得计也。

黑元参（水炒）四钱，龟腹甲（水炙）五钱；远志肉钱半，宋半夏三钱；保和丸（包）四钱，炒谷芽五钱；血余炭四钱，陈棕炭三钱；川断三钱，桑寄生五钱；柏子仁泥四钱，白芍三钱。

二诊：1963年10月19日。

正产甫弥月，而病伤中淋露，其为积损可知。至于口干，阴损也；纳少，运迟也，且其脉弦而少力，此时谋复其产虚，正是健运、润下、摄血三法得力之时也，其功可操券以待。

细生地四钱，龟腹甲（水炙）五钱；远志肉钱半，宋半夏三钱；血余炭四钱，炒白薇三钱；柏子仁泥五钱，抱木神四钱；川断三钱，桑寄生五钱；新会皮钱半，炒谷芽五钱。

【按】妇人产后弥月而瘀露未净，血既耗伤，气亦失和，致使气不摄血而外渗，或因伤中而淋露，或虚咳日久而震下，或因临产寒暖失调而瘀下点滴。其时应通中求塞、塞中求通之处，有举足轻重之感。若叶氏者，恶露不净，形肉既见瘦削，色泽又形苍白，血损而气亦伤也。火浮乃至于头晕耳响，多梦、纳呆尽由于虚乏而致病也。际此八脉空隙，全身匮乏之时，补益要防其碍，生化要求其健，则不必重补而益自得，不必却病而疾去，要体察后果然气血大亏，亏中自有浅深轻重之不同，故有全虚全实或虚实兼有，未可泥于产后概作虚治，此乃吾事半功倍之计也。予方也，黑元参、龟腹甲益阴以潜浮阳兼通任脉，远志肉、宋半夏宣痰气以安心神兼醒胃气，保和丸、炒谷芽健脾助运，血余炭、陈棕炭摄血以扶内伤，柏子仁泥、白芍益阴以润下，川断、桑寄生培补肝肾而调八脉。药后瘀止晕减，乐何如之。二诊乃守吾获益之良图以进之。以生地易元参益阴生津，陈棕炭而易以白薇，以其有功于冲任也；去白芍加抱木神以安神，去保和丸加新会皮以理气。续进五剂，诸恙告痊。调治旬余，母健儿肥，皆大欢喜。医者得以自寿寿人，皆有赖于生气之相聚也。

87. 产后瘀露

叶某，女，27岁，延安中路545弄103号。

初诊：1963年12月30日。

正产十七朝，瘀露未净，微恶风，头项痛，易躁怒，好哭泣，口淡味酸，汗多，心跳，便通溲利。新产之后，气耗血亏不言而喻。在此八脉空隙之时，加之素体肝旺，又积痰火，宜于清理之中着力以流动气血，以收洒陈调和之功，未便遽而进补也。

赤芍三钱，蔓荆子三钱；炙橘白钱半，生米仁四钱；白杏仁（整）四钱，枳壳钱半；炒枣仁三钱，远志肉钱半；川断三钱，桑寄生五钱；淮小麦一两，浮小麦一两。

二诊：1964年1月3日。

正产二十一朝，头痛减，自汗敛，瘀露将净。唯多食厚味，又见胸闷纳呆。产虚未复之躯，气弱血虚之时，在在宜加意为要，过饱过暖皆非计也。

白杏仁四钱，枳壳钱半；远志肉钱半，炙橘白钱半；陈佛手一钱，炙鸡金（研末，分 2 次调服）二钱；川断三钱，桑寄生五钱；通草一钱，白灯心五分。

三诊：1964 年 1 月 8 日。

正产二十七朝，瘀露已净，得食便溏，寐醒自汗，微见咳嗽。产后体亏，冲气不足，卫分尤弱也。润肺以理气，健脾以助运为至善也。

白杏仁四钱，冬瓜子五钱；远志肉钱半，新会皮钱半；川断三钱，桑寄生五钱；浮小麦一两，香谷芽五钱；陈佛手七分。

四诊：1964 年 1 月 14 日。

正产甫弥月，瘀露已见净，唯素有低热留恋，营阴积亏。假以时日，当进而培养之。

肥玉竹四钱，甜冬术三钱；茯苓四钱，炙草一钱；川断三钱，金毛脊四钱；杜仲钱半，桑寄生五钱；煅石决明一两，白芍三钱；料豆衣四钱，浮小麦一两；陈佛手一钱，炒谷芽五钱。

五诊：1964 年 1 月 19 日。

弥月已七日，低热亦得止。唯乳汁不多，气虚血亦虚之质，当双管齐下，特定两方以应之。

细生地四钱，龟腹甲（水炙）五钱，白芍三钱；川石斛四钱，炙橘白钱半，盐半夏三钱；陈棕炭四钱，血余炭四钱，炒白薇三钱；固经丸（包）三钱，香谷芽五钱。

又：催乳方

黄芪（蜜炙）一钱，当归钱半；潞党参三钱，麦冬二钱；生草一钱，桔梗一钱；通草一钱。

煎汤饭后服。

【按】叶氏正产十七朝而瘀露未净，半因气不摄血，半因痰壅阻气。至于易躁怒、好哭泣，又为肝木偏亢，气火冲逆之征。值此虚实夹杂之际，未便偏执产后宜温之说，当随病机之变化，相其虚实而进退之。初诊和营以祛邪，理气以化痰，养心以敛汗，补肝肾以健力，轻重校量，疏补交融，于流通之中调其气血而滋养肝木。药后诸恙见减，因其母调补心切，日进桂圆、猪蹄一具，骤至脾运呆滞，更见胸闷不饥。此乃资助痰火而为患也，亟宜疏气化以消痰滞。二三诊仍宗前旨。四诊时胃纳初醒，渐能知饥，内热留恋，尚是积虚，宜培养之。肥玉竹、甜冬术益气健脾，茯苓、炙草化湿和中，川断、金毛脊补肝肾，杜仲、桑寄生强腰腿，石决、白芍平肝降火，料豆衣、浮小麦益阴止汗，陈佛手、炒谷芽理气醒脾，脾运得健，则肝木自平。五诊病势已定，惟气血交亏，乳汁当然缺少，欲两顾之。一方面补益肝肾以固摄淋露，另一方面大补气血以充沛乳汁，故为之分立阴阳两调之方。连服数剂，甚获有效，不久即见母健儿肥而相对言笑矣。

乳母乳汁不多，皆属气血不足也。吾习用之通乳方恒效。黄芪、当归益气补血，党参、麦冬健脾清肺，脾运健则生化旺，肺气畅则转输强；生草、桔梗升降气血，调和表里；通草升气上达以充乳汁。施用以来，累有功也。

88. 产后崩漏

倪某，女，26岁，龙江路423弄44号。

初诊：1963年12月3日。

产后伤中淋露，历经四月之久。少腹酸滞，腰酸背痛，脉来软弦。产虚久病，肝肾匮乏，气血不足所致也。当从调气化、清虚热而补肝肾。

子芩炭钱半，炒白薇钱半；陈棕炭四钱，血余炭四钱；乌药钱半，枸橘三钱；川楝子（炒）三钱，泽泻三钱；固经丸（包）五钱，金毛脊四钱；川断三钱，桑寄生五钱。

【按】倪氏之产后伤中淋露历经四个月之久，尽属营虚血热。血热则妄行，加之气分太虚，久虚则气不收摄，而至淋露不已；少腹酸滞，气滞也；腰酸背痛，积乏也；四肢无力，体虚也；脉来弦软，营虚气弱也。治宜清营以求其固摄，此乃塞中求通之旨也。投以子芩炭、炒白薇清营热而止淋露，陈棕炭、血余炭摄血以固阴，乌药、枸橘利气以和营，泽泻、川楝子疏肝以清热，固经丸存阴以摄血，川断、桑寄生、金毛脊补肝肾而调八脉。在固摄和营之中而收或塞或通之效，此治理之必须灵动则气血自可融通而复常矣。若猛补硬止，殊非计也。

89. 少腹痛（输卵管结核）

倪某，女，27 岁，南翔工人。

初诊：1962 年 10 月 15 日。

本患输卵管病，经检查乃知为结核引起。右腹胯经络吊痛，而致黄带甚多。因病致虚，因虚益病矣，痛苦之状未可言喻。

乌贼骨五钱，愈带丸（包）五钱；金樱子三钱，白扁豆五钱；青皮钱半，枸橘二钱；丝瓜络（穿山甲五分，泡汤同炒）三钱，远志肉钱半；马勃一钱，土贝（杵，包）二钱；川楝子（炒）三钱，车前子（炒，包）四钱；白茅根（去心）一两，通草一钱。

二诊：1962年10月22日。

乳房腹胯均为肝脉经气所行之处，故经行连及为患，亦是肝气窜扰之征。舍疏肝调气以应之，无他妙窍也。

苏梗三钱，制香附钱半；枸橘二钱，青皮钱半；春砂仁末（后下）八分，佛手花七分；远志肉钱半，盐半夏二钱；马勃八分，土贝（杵，包）二钱。

三诊：1962年10月30日。

输卵管结核，在腹胯吊痛，兼有肺结核。病情重重叠叠，理之甚形棘手。

丝瓜络（穿山甲五分泡汤同炒）三钱，远志肉钱半；川楝子（炒）三钱，枸橘二钱；百部（蜜炙）一钱，马兜铃蜜（炙）一钱；马勃一钱，飞中白二钱；生百合一两，青皮钱半。

共研细末，每服五分，日服4次，开水调服。

四诊：1962年11月19日。

每值经至时，上既胀及乳房，下又腹胯吊痛。药后由渐缓减，仍宜调气通络以去痼疾。

川贝二钱，马勃一钱；百部（蜜炙）一钱，马兜铃（蜜炙）一钱；枸橘二钱，川楝子三钱；丝瓜络（穿山甲五分同炙）三钱，远志肉钱半；生百合一两，青皮（醋炒）钱半；广木香一钱，陈佛手一钱。

共研细末，每服一钱，日服 3 次，开水调服。

又：此次经至，先红后黑，腹胯吊痛，兼及脘痛，故再予以调气消肿法兼筹并顾之。

苏梗三钱，制香附钱半；青皮钱半，春砂仁末（后下）八分；枸橘二钱，佛手花一钱；远志肉钱半，盐半夏三钱；马勃八分，土贝（杵，包）二钱。

经来时煎汤服。

五诊：1962 年 12 月 4 日。

经检查，为输卵管结核，肺结核。腹胯吊痛，经治以来，日渐轻减。当守定前旨以观后效。11 月 9 日药粉方去广木香，加制香附钱半，依法服用。

六诊：1962 年 12 月 17 日。

药病相符，日见好转，继续进用，可获全功。方药同上。

【按】倪某之腹痛，非常疾也。经检查为输卵管结核，在中医典籍未载是说，乃融会西医之病理、中医之理论潜心体会之，少腹为厥阴肝脉之所络，最易因窜扰为患，恒见因病阻气、因气致病，或为气弱气滞之证。气滞血瘀皆足致痛。调治之谋，重在调气，气通则血行，血行则痛除。惟是病患于狭窄屈曲之处，非设计攻之，殊难获效也。况兼病肺结核，故于治法尤须统筹兼顾。初诊主在调气止带及消肿通络，收摄下元以固本。二诊正值经至，故先事疏肝和气以调理之。三诊参酌输卵管结核、肺结核之症情合谋而治之。取用青皮、枸橘、川楝、马勃、远志肉、丝瓜络、穿山甲等疏肝理气，消肿通络；百部、兜铃、百合、飞中白润肺清热，杀虫化痰。四诊、五诊、六诊，略事增损，服药粉月余。自诉经治以来，所下瘀黑甚多，腹胯之痛因之由渐下移而得消失。全方妙窍尽在于穿山甲同炒丝瓜络，借山甲攻窜之性，直达曲折狭窄之所，以收通络逐瘀之效；小茴香同炒川楝子，借茴香走窜之性，更能入奇经八脉以收全攻。所谓达病所者，求其气通血调则厥疾自瘳。要矣哉，求通之旨焉。

90. 阴吹

金某，女，57岁，马家宅48号。

初诊：1964年4月16日。

心肝不潜，气火横肆为病者之本质。犯于上则头晕，阻于中则胸闷，客于下则腹胀。每见阴吹而正喧，易于惊吓而多梦，便艰溲利，口作淡黏，病历三年，扰人久矣。浊道失于流通，积气乃致窜扰，于法当求通降以调气机。

白杏仁四钱，枳壳钱半，竹沥夏三钱；煅石决明一两，杭甘菊二钱，煨天麻八分；台乌药钱半，广木香一钱；火麻仁六钱，瓜蒌仁泥六钱；连翘心三钱，白灯心五分；沉香曲（包）四钱，保和丸（包）四钱。

【按】阴吹者，阴中出若矢气状，时见连续不已，因而有正喧之名。金某素体丰腴，性燥而肝火旺，气弱而痰湿重。病之始也，腹部膨胀，气机横肆，由于肠道失其疏泄，乃致浊气转而陷于阴中，历经乞治于各大医疗机构，迄未得效，负病日久，中心厌恶，经其友徐某绍诊。综观脉症，细绎病理，都为湿痰阻碍、气机窒塞之象。原脏腑以通为用，才可清浊分清，而使清者清，浊者浊，各有所归，若违其常则病矣。度其病机，核其症状，处方如下：杏仁、枳壳、竹沥夏清上焦之痰浊；石决、杭菊、天麻息浮游之风火，镇厥阴之气化；木香、乌药调气宽胀，火麻仁泥、瓜蒌仁泥润肠道以求畅通浊气，连翘心、白灯心泄热清心，沉香曲、保和丸助运化湿。迨通降复常而气化调畅，方得浊归故道，不至有错杂分歧之累矣。三年痼疾，一剂霍然。故阴吹之名，目昔有之，仲圣谓之谷气实，胃气下泄；吴瑭谓之痰饮积，津液不足。今吾诊之金案，以其为心肝不潜，痰多气滞之质，中运之气由此乏力，清浊之机分歧错杂，故本案之治，以润滑降浊为惟一要着，其他为佐治之计耳。此乃师《金匮》猪发膏煎之旨而化裁之。良以病者痰湿重，气分滞，若固执以肥腻猪膏进之，窃恐反致中阻而上壅矣。谚云：高下在心，冷暖自知。诚医者治术之旨也。

儿科

91. 暑温

吴某，男，6个月，虹江支路10号。

初诊：1963年8月24日。

壮热五日，咳嗽痰嘶，作恶不饥，便行清稀而夹沫，溲赤，舌黄。暑风袭于肺，痰滞蒸于胃，弱质病剧，小舟重载，安可忽乎！

鸡苏散（包）四钱，牛蒡子三钱，赤芍三钱；生紫菀钱半，白杏仁四钱，枳壳钱半；青皮钱半，保和丸（包）四钱，车前子（包）四钱；鲜荷梗一尺，枇杷叶（去毛，包）五片。

二诊：1963年8月27日。

壮热虽退，咳嗽未净，暑邪甫解，而乳滞犹蒸。舌黄作恶，而便溺俱深。法当化乳滞，清里热。

鸡苏散（包）四钱，赤芍三钱；炙紫菀钱半，白杏仁（整）四钱；青皮钱半，六曲（包）四钱；米仁四钱，车前子（包）四钱；鲜荷梗一尺，枇杷叶（去毛，包）五片。

【按】乳儿为纯阳之体，禀娇弱之质，易于积滞而触邪也。时值长夏之令，失于护持，外冒暑热凉风，内患乳滞痰湿，乃致交并为病。袭于肺则壮热、咳嗽、痰嘶，积于胃则作恶、不饥、便溏。舌苔黄，邪已传里，故溲赤。其时内外俱热，症情严重，虽经针药配合治疗而热势猖狂。阅经五日，日见躁烦。弱质病重，变化莫测之时也。际此出入关头，举足轻重，在在可虑。急宜于清泄疏化之中，力求表里双解。初诊鸡苏散、牛蒡、赤芍清宣辛散以祛暑风，生紫菀、白杏仁、枳壳宽胸畅肺以宣气机，青皮、保和丸、车前子疏导乳滞以增健运，荷梗、枇杷叶解暑清金，上下得通，则表里自和。一剂知，而三剂热解，继则乘胜追击，邪无遁形矣。所以能以轻兵而克重敌者，贵在相机迎击，轻重得宜，庶无过表伤正，过清留邪之虞。审辨权衡，粗细轻重之间，可不慎乎!

92. 痧后久热

丁某，女，8岁。

初诊：1963 年 11 月 18 日。

丹痧之后，低热留恋不解，寐中时有惊吓，便行色黑，溺下深黄。温热疠毒未清，乃致热缠旬余，安可再事迁延，急当清泄疏解之。

连翘心三钱，瓜蒌皮四钱；白杏仁四钱，竹沥夏三钱；淡芩（炒）钱半，黑栀三钱；芦根（去节）一两，枇杷叶

（去毛，包）五片；通草一钱，保和丸（包）四钱；生紫贝齿七钱，白灯心五分。

【按】丁女患丹痧之疾（经西医诊为猩红热），服西药而得平，但低热留恋，缠绵月余。良以痧毒之时邪虽解，而肺胃之痰热犹蒸，心肝不潜。寐中惊惕，便黑溲赤为其征也。只宜清热镇肝，但得火降热清，则留恋之低热，自可清解。药以连翘心、瓜蒌皮清六经之郁热，白杏仁、竹沥夏宣肺化痰，淡芩、黑栀泻三焦之火，芦根、枇杷叶清肺胃之热，通草、保和丸助运以健输化，生紫贝齿、白灯心平肝清心。痰火化，邪热清，安有低热淹缠为患耶？解热之法则至多，透表、清营、化滞人尽知之，而于轻清泄化肺胃之痰热，留意者往往忽之，宜孰审焉。

93. 疰夏

吕某，男，7岁，延安中路740弄29号。

初诊：1962年5月20日。

每于夏日，不思纳食，形渐瘦而神见倦，五心烦热。病为疰夏，脾胃薄弱，暑湿困阻，乃至清阳之气不得生发。法当清暑益气，健脾和胃。

潞党参一钱，当归一钱；白芍一钱，大熟地一钱；茯苓一钱，白术一钱；麦冬一钱，北五味十粒；黄柏七分，知母七分；甘草二分，大江枣三枚；乌梅一个，炒米一撮；陈皮钱半，炒谷芽二钱。

共研细末，每服五分，日服4次，用鲜荷叶一角，六一散（包）四钱，煎汤调服。

【按】疰夏，又称夏痿。禀赋不充，脾胃薄弱之童孩，每多患之。病于夏日，不思纳食，精神困倦，形体瘦削，或口渴引饮，或口腻而淡。暑热相搏，夏日可畏，瘦弱之躯，恒多不胜。吕孩年幼禀弱，脾胃不健，形瘦躁烦，何堪当之。暑邪外逼则蒸热助湿，中土失职则生化乏力，食既无味，纳亦不旺，输化之功更为式微，气既耗伤，阴亦不足。是以健脾和胃，清暑化湿，益气生津确为夏痿之的治也。乃师前贤之意旨而化裁之。药用：党参、当归益气养血和脾胃，白芍、熟地益阴泻火，白术、茯苓健脾化湿，麦冬、五味泻火益金而滋阴生津，黄柏、知母化湿清热，甘草、大枣甘温健中调和五脏，乌梅、炒米扶元却暑，陈皮、谷芽健脾理气以助运化。培其本，得气阴交泰而融通；祛其邪，使暑湿清彻而无阻碍，才可相得而效其通。连服旬余，中运日醒，纳食亦旺，而形体转丰。

94. 湿癞（俗名奶癣）

陈某，男，4岁，武夷路潘家库103号。

初诊：1964年4月15日。

湿癞遍发，焮热作痒，甚有滋水结痂；兼之咳嗽气急，便通溲利。血热积伏，湿火滋蔓，在营则发热而痒，在肺则气逆而咳为患也。

桑叶三钱，丹皮钱半，连翘三钱；马勃八分，赤芍三钱，土贝（杵，包）二钱；冬瓜皮五钱，六一散（包）四钱，忍冬藤五钱；陈皮钱半，生米仁四钱；白杏仁四钱，白前三钱。

【按】小儿湿癞，总由营分蓄热，欲求外泄之机，恒易流走于肌腠之间，发为湿癞。宜清蓄热，解湿毒。投以桑叶、丹皮、连翘散营分之蓄热，马勃、土贝、赤芍清肌腠之肿胀，冬瓜皮、六一散、忍冬藤渗湿以清络热，陈皮、米仁化湿收燥，白杏仁、白前止咳平气。嘱其外用菜油搭敷，善于解毒杀虫泽肌而完口也。切忌水洗，以水能散湿毒而浸淫不已。药三剂，即告愈。其母喜洁，勤为之洗，孰意浴后，滋蔓难图，奇痒非常，稚儿亦叫号索菜油外搽，以是儿已深感其效，极恶水洗，信不可诬也。但湿癞基于胎毒者多，必须内服清营解毒，外则善为清理，切忌抑遏，最易转变哮喘，不可不知也。切勿轻而忽之。

五官科

95. 喉蛾

楼某，女，36岁，通北路134弄175号。

初诊：1962年1月2日。

喉蛾高肿，咽关不利，恶寒头痛，咳嗽痰多，骨节疼痛，兼之带下，法当泄化风邪、化解痰浊为旨。

桑叶三钱，薄荷（后下）八分，赤芍三钱；水炙紫菀钱半，白杏仁四钱，枳壳钱半；僵蚕三钱，马勃八分；飞中白（包）二钱，莱菔子（炒）四钱；泽泻三钱，桑枝一两；愈带丸（包）四钱，白扁豆五钱。

另：金锁玉匙散三分，频频吹喉。

二诊：1962年1月5日。

头痛虽减，咳仍依然，痰咯不利，喉梗痛。虽是外疡，实则风火痰热交并之证也，于法宜两顾之。

薄荷（后下）八分，前胡三钱，赤芍三钱；水炙紫菀钱半，白杏仁四钱，枳壳钱半；僵蚕三钱，马勃八分，飞中白（包）三钱；乌药钱半，川楝子钱半；乌贼骨五钱，愈带丸（包）五钱，白扁豆五钱。

【按】喉蛾之疾，虽属外证，实则风火痰热交并之病也。若日久者，有兼夹阴虚之证，宜明辨之。楼某体壮实，性急躁，隆冬积感风邪，蒸郁痰热，发为咽关红肿胀痛，重在泄风邪、清痰热。初诊桑叶、薄荷、赤芍散风热，紫菀、杏仁、枳壳畅肺气，僵蚕、马勃消肿胀，飞中白、莱菔子清热化痰，泽泻、桑枝渗湿和络，愈带丸、白扁豆健脾止带。二诊风邪渐次得解，乃转增固涩之味，如乌贼骨、愈带丸等兼以治带，以其平素体虚而带多也，故在其喉痛鸱张之时，不得不移缓以就急，为一时权宜之计，足以证明必须明晰标本先后用药之着眼处，方可得益也。

96. 风火牙疳

张某，女，32岁，重庆南路205弄38号。

初诊：1962年12月22日。

尽根牙欲出未出，齿龈僵硬窜痛，引起形寒身热、头胀腰酸、便艰溲利。风热气火扰于上，痰热垢滞结于下，非平肝通下何以清阳明之络热，以解其目前之苦，泄风火求通降是为正治。

桑叶三钱，薄荷（后下）八分，赤芍三钱；煅石决明一两，白蒺藜四钱，杭菊二钱；马勃八分，飞中白（包）二钱，莱菔子（杵泥）四钱；川断三钱，金毛脊四钱；泽泻三钱，桑枝一两。

二诊：1962年12月27日。

风火稍得消散，里热尚形煎迫，引起满口疳腐、牙龈肿烂、舌碎口气、便艰溲赤，非釜底抽薪不足以解其厄也。

桑叶（焙，包）三钱，赤芍三钱；煅石决明一两，杭菊二钱；飞中白（包）二钱，竹茹三钱；黑栀三钱，白茅根（去心）一两；野蔷薇瓣一钱，芦根（去节）一两；川石斛四钱，通草一钱；知母三钱，瓜蒌仁泥（风化硝一钱同打）七钱。

【按】风火牙疳之为病，风火热毒壅于阳明之络，结于牙龈之部，痛苦呻吟，肿胀窜扰。在风热宜辛凉以散之，以解其恶寒身热；在痰火宜清降以导之，以下其便艰溺赤。张氏之疾势虽猛烈不宜偏畸，于法当辛凉清降为旨。既不宜过缓，亦不宜孟浪遏之，恐表盛近于助火，凉重涉于遏邪，初时应辛凉散邪，继时宜清降下垢，但得各有发泄之路，何虑之有。故在表里缓急之间，安可不度其轻重以应之。初诊辛散风火，清热消肿，泻火和络。张氏求愈心切，服西药以遏其寒热，乃致里热更形蒸迫，疳腐紫殷，舌碎口气，便艰溲赤，皆其变端也。既无阳明之热结，又非承气之的治，只宜于清降之中稍加以润滑是矣。二诊桑叶、赤芍祛风和营，煅石决明、杭菊平肝肺之风热，飞中白、竹茹清肺胃之热毒，黑栀、白茅根泄三焦之实火，野蔷薇瓣、芦根清热消肿，川石斛、通草化热生津，热泄则肿消，痛楚便可由渐解除。若遽投以益阴之剂，尤易使风火之邪胶着难解而贻患于无穷。要知病而得以泄降，则热与垢无羁留之处，更有何疑，故万病唯求一通。

97. 牙咬托腮

郁某，女，29 岁。

初诊：1963 年 2 月 10 日。

牙龂肿胀疼痛连及外腮，启闭不利，咽物哽痛，口多黏沫。大便三日一行，小溲黄少，风火夹痰热上扰为患，法宜散风热、和营络以消肿痛。忌食生冷、冒凉风，以防其拘挛而至开合不利为要。

桑叶三钱，薄荷（后下）八分；白蒺藜四钱，赤芍三钱；僵蚕三钱，马勃八分；桑枝一两，丝瓜络三钱；杏仁泥四钱；秦艽钱半，保和丸（包）四钱；泽泻三钱，黛灯心五分。

另：金锁玉匙散三分，频频擦牙龂处。

二诊：1963 年 2 月 17 日。

哽痛得减，启闭较利，大便已通，小溲尚黄，兼之右肋痛，仍宜泄风和络。

秦艽钱半，赤芍三钱；白蒺藜四钱，杭菊二钱；僵蚕三钱，马勃八分；桑枝一两，丝瓜络三钱；青皮（醋炒）钱半，煅瓦楞粉一两；远志肉钱半，朱灯心五分；通草一钱，保和丸（包）四钱。

三诊：1963年2月24日。

疼痛已，肿胀消，风火清而痰热未净，忽又见肋痛，引起旧疾也，法宜两顾。

赤芍（酒炒）三钱，丝瓜络（酒炒）三钱；僵蚕三钱，马勃八分；炙橘白钱半，保和丸（包）四钱；青皮钱半，煅瓦楞粉（包）一两；川断三钱，桑寄生五钱；远志肉钱半，朱灯心五分。

【按】夫牙咬托腮者，二而一之病也。牙咬痛引腮核，或腮核肿及牙骱。强者起于风火痰热，弱者病于阴虚痰火，虚实之间，判然有别，未便混淆而错治也。郁氏之牙咬托腮，为体弱阴虚、风火痰热兼而有之。偏表则体力不胜，偏补则易恋邪，有因遇凉而牙骱肿及喉间妨咽者，有因疾缓而延及外腮成痰痛外溃者，比比皆是，不可不慎。大便三日一行，小溲黄少，血虚肠燥而里有郁热也，且常动素有肝部之肋痛，故首从辛散泄风、清解和络、消肿为法。初诊桑叶、薄荷散风火利咽道，白蒺藜、赤芍泄风和营，僵蚕、马勃祛风消肿，桑枝、丝瓜络活血和络，秦艽、杏仁泥润下通络，保和丸助运疏气，泽泻、黛灯心清泄心肝之火，外用金锁玉匙散消牙龈之肿。二诊改用甘寒之杭菊，再增青皮、煅瓦楞粉疏肝理气以缓胁痛，远志肉配白灯心清心化痰以散郁。三诊时风火虽见得泄化，痰热犹未清彻，乃致力疏化痰热以和营络，俾奏全功。此病必须要在表之风火、在里之痰热畅得清彻，则络脉自然和畅，而告无患矣，使表里内外肌肉筋络均得融通。

98. 茧唇风

俞某，女，27岁，巨鹿路868号。

初诊：1962年4月20日。

茧唇风，阅经年余，聚于阳明络分；且见怕冷头胀，咳嗽胸闷，是外感风毒与胃热交并，而又平素肝旺之质，积久留恋为病也。只宜轻泄外邪，化痰通络。

桑叶三钱，杭菊二钱，赤芍三钱；瓜蒌皮四钱，白杏仁四钱，枳壳钱半；马勃八分，飞中白（包）二钱，芦根（去节）一两；泽泻三钱，桑枝一两。

敛疮散（外搽）：诃子肉三钱，五倍子二钱，飞青黛二钱，熟石膏二钱。共研细末，用菜油或麻油调搽。

二诊：1962年4月27日。

茧唇风，药后唇部肿胀渐觉松减，唯咳嗽腹胀尚未消失，仍宜内外两治。

桑叶三钱，赤芍三钱；白杏仁四钱，枳壳钱半；乌药钱半，大腹皮三钱；赤苓三钱，车前子四钱。

外敷方，不可吃，同上。

【按】茧唇风，生于嘴唇，顽固难愈之证也。肿状呆木，似软似硬，似碎非碎，似潮似干，不痛不胀，唇吻不利，浮肿状如蚕茧，乃有是名。证属内外合病之证，大都因于多虑急暴，躁烦好怒，或耽酒嗜肥及积感风热，乃致痰火相结窜络为病也。原唇为阳明之络环绕之处，外或郁遏风毒，内或蕴蒸痰热，凝结络分，既易浮肿又善焮热，为燥为裂，若木若硬，便足发为茧唇风。治宜泄风散火，清热消肿。初诊之用桑叶、杭菊、赤芍疏散风火也，杏仁、枳壳、瓜蒌宣化痰热也，马勃、飞中白、芦根清肌表之热、消茧唇之肿，泽泻、桑枝渗湿通络，外用方消肿完口。连投五剂，骤见松减。二诊专事清理，桑叶、赤芍散风火以清热，赤苓、车前子使上焦之热下趋，杏仁、枳壳通气化痰，乌药、腹皮调气宽胀。再进五剂，诸病消释。全案并无大清阳明重剂，在辛凉清散之中见其通之妙耳。

99. 舌菌手术后

刘某，女，56岁，石门一路214弄30号。

初诊：1961年5月29日。

舌菌布于苔左，经手术后转掉不灵，肿僵而痛；舌心痛，边尖碎裂尤甚；舌质光红，麻木干涩。干咳咽痒，阴分之伤已甚，蕴热之火方炽。法当泄心火，益津液以拯之。

连翘心三钱，竹卷心钱半；鲜芦根（去节）一两，鲜金斛四钱；大生地五钱，黑元参四钱；白芍四钱，料豆衣四钱；黑栀三钱，通草一钱。

外用方：珠黄散二分，熟石膏四分，飞中白四分。共研细末，合和频搽之。

二诊：1961年5月31日。

干咳已，肿痛减，唯舌尖红，苔碎裂。病势尚在鸥张之时，兼之少寐又见腹胀，阴液匮乏之体，清凉虑其过寒，增益防其滞气，故于降火存阴轻重缓急之间，当孰审而慎思之。

连翘心三钱，竹卷心钱半；元参三钱，原金斛四钱；白芍三钱，料豆衣四钱；白灯心（朱拌）五分，通草一钱；马勃八分，飞中白（包）二钱；台乌药钱半，大腹皮三钱。

外用方同上。

三诊：1961 年 6 月 3 日。

气机得调则腹痛顿已，营阴稍复则肿痛得减，唯耗损之阴所难以遽复，故舌质仍光红而边尖尚碎裂。久病之躯，中运乏力，寒凉迭进，有碍脾运，遂致便溏。嗣后当在寒温两顾之中，以求亡羊补牢之计。

连翘心三钱，元参三钱；原金斛四钱，白灯心五分；白芍三钱，料豆衣四钱；马勃八分，飞中白（包）二钱；甜冬术三钱，怀山药五钱；通草一钱，生谷芽五钱。

外用方同上。

四诊：1961 年 6 月 6 日。

前投清心益阴、健脾助运三剂，舌上渐布薄苔，大便渐转干实，当守前旨而进治之，以增其效。

北沙参（米炒）四钱，天冬（米炒）二钱，大生地（炒）四钱；原金斛四钱，白芍四钱，料豆衣四钱；马勃八分，连翘三钱，飞中白（包）二钱；焦山药五钱，白扁豆五钱；通草一钱，生谷芽五钱。

外用方同上。

五诊：1961 年 6 月 9 日。

舌质尚红，边尖碎裂，咽间有胶固之痰略吐不利，肺胃有留恋之热尚未退清，心肝之火犹炽，防护之计宜慎，清热存阴、化痰消肿是为至要。

瓜蒌皮四钱，甜杏仁四钱；北沙参四钱，天冬二钱；原金斛四钱，芦根（去节）一两；白芍三钱，料豆衣四钱；合欢皮五钱，连翘心三钱；竹卷心钱半，白灯心五分。

外用方同上。

六诊：1961 年 6 月 12 日。

舌心肿痛渐就平复，边尖碎裂稍布阴翳，唯痰热未清，阴分重损之时，补阴无碍乎痰，化痰无伤乎阴，为良法也。

瓜蒌皮四钱，甜杏仁四钱，海浮石四钱，原金斛四钱；北沙参五钱，大冬二钱；白芍四钱，料豆衣四钱；飞中白（包）二钱，马勃八分；芦根（去节）一两，竹卷心钱半；合欢皮四钱，连翘心三钱。

外用方同上。

七诊：1961 年 6 月 15 日。

诸恙得减，唯舌尖尚见红裂，心阴亏，肝火旺，变化未定。仍宜宗清痰热益阴液之法以应之。

瓜蒌皮四钱，甜杏仁四钱；南沙参五钱，天冬二钱；龟腹甲（盐水炙）五钱，煅石决明一两；连翘心三钱，竹卷心钱半；大生地五钱，白芍三钱；芦根（去节）一两，川石斛四钱。

外用方同上。

八诊：1961 年 6 月 20 日。

六载宿痰渐次平复，舌绛尤未见退，当再宗浸润之法以调养之，自可日趋有功。

真风斛二钱，南沙参五钱；天冬三钱，大生地五钱；花粉四钱，知母三钱；白芍三钱，料豆衣四钱；连翘心三钱，竹卷心钱半，飞中白（包）四钱，熟石膏四钱。

共研细末，每服一钱，日服 4 次，开水调服。

【按】刘某舌上生菌，历五六年之久，始则如绿豆大，继则肿痛而至转调不利，遍经治疗，迄未得效乃诉治于西医之刀圭，作电灼之治疗。菌虽脱去，而病根羁留；甚至舌感肿痛，边尖碎裂，麻木干涩，苔光质红，言语不利，吞吐困难，其苦甚于前矣。得其友之绍介而就诊，特为慎重考核之。舌者，心之苗；心者，舌之本。舌菌之生率多由于心肝不潜，郁火痰热交并为病也。原心气通于舌，脾脉络于舌本，肝脉通于舌系，肾脉夹舌本，故舌之为病，莫不与心肝脾肾相应之关系焉。再三研究，即宜本是旨以应之。初诊连翘心、竹卷心清心之郁火，鲜芦根、鲜金斛泻肺胃之伏热，生地、元参泻火益阴，白芍、料豆衣益阴敛阳，黑栀、通草泄三焦之炎热，外用方泄热止腐停痛。甘寒之剂，虽能泻火益阴，易使阴亏气弱之体滞气而运迟，慎防腹胀。二诊宗前旨而出入之，增以乌药腹皮理气宽胀，马勃、飞中白解毒消肿。久病之躯，阴既亏，脾亦弱，气机虽转调畅，转输尚嫌不足，复见便溏，乃于三诊、四诊中增入冬术、山药、扁豆、谷芽以健脾助运。调治以来，火得稍戢阴亦渐复，中运亦得转健，唯阴亏气弱之质，痰热易于积聚。若不加清彻则有碍于滋养。五诊瓜蒌皮、甜杏仁润肺豁痰，沙参、天冬泻肺火已水源，原金斛、白芍养胃平肝，马勃、中白清热消肿，料豆衣、芦根泄热生津，连翘心、合欢皮怡悦心神，竹卷心、白灯心清心泻火。六诊去灯心，加海浮石以消痰热。七诊痰热窜扰幸见转清，心肝火炎尚未潜藏，乃谋进而滋养之计。八诊燎原炎威之势已戢，水火相济之能未平，尚宜调治而协和之，真风斛、南沙参清热益阴，天冬、生地泻火生津，花粉、知母清阳明之实热，白芍、料豆衣敛厥阴之虚阳，连翘心、竹卷心泄热清心，飞中白、熟石膏解毒除烦，改投散剂，乃谋接铢累升之功，而使其干涸之津元复。服药半月，诸恙悉平，历经三年已不复发。刘某之治累经波折，始告成功，其要旨尽在于虚实寒热之间，度其病机而应其变化。大凡体实病者，治宜重而急；若体虚病虚者，治宜轻而缓；更有如本案之体虚而夹实者，尤为难治，时而可循西医之形质上实验之，时而应宗中医之气化上审察之，会而通之，合而治之，其效有莫可测之妙，此党中央之提倡中西医团结，实在是数千年来英明无比之号召焉。

【编者按】原稿此案最后附有以下文字，似为原中医文献研究馆馆员张汝伟先生意见：此证用诸心药中，似宜加入川连以泄心火，庶几取效更捷?（汝）

100. 喉痹

刘某，女，58岁，石门一路214弄30号。

初诊：1963年11月2日。

咽关红肿高突，咽液作哽，舌红苔少，阴薄之躯，痰热内蒸，风火外受，表里合病之证也。于法应在清泄之中，佐以平肝润肺。

桑叶钱半，薄荷（后下）四分；白杏仁四钱，竹茹三钱；马勃八分，土贝二钱；飞中白（包）二钱，甘中黄一钱；煅石决明一两，黑栀三钱；芦根（去节）一两，川石斛四钱；瓜蒌皮四钱，枇杷叶（蜜炙）五片。

润阴散：珠黄散二分，熟石膏二钱；飞中白二钱，甘中黄一钱；冰片五厘。

共研细末，频频吹喉。

二诊：1963 年 11 月 12 日。

药后得解，甫及旬日，又见头晕而咽关哽阻，阴薄之质痰热易恋，法当豁痰存阴以治其本，平肝泄热以治其标。

桑叶三钱，黑元参钱半；瓜蒌皮四钱，白杏仁四钱；马勃八分，土贝二钱；飞中白（包）二钱，甘中黄一钱；煅石决明一两，黑栀三钱；芦根一两，川石斛四钱；连翘心三钱，竹卷心钱半。

吹喉散同前。

三诊：1963 年 12 月 3 日。

咽哽将次告瘥，唯阴分素亏，气火易升，为防维之计，当于平肝益阴之中，佐以化热生津。

煅石决明一两，灵磁石四钱；北沙参四钱，天冬二钱；马勃八分，飞中白（包）二钱；芦根（去节）一两，原金斛四钱；连翘心（朱拌）三钱，黑山栀三钱；沉香屑（后下）四分。

【按】刘氏素体阴分薄而痰热重，每偕外感风邪，引起咽关红肿哽通，时轻时重，缠绵日久，乃以内蕴之痰热，外感之风火，相煽而为患也。当先求其表解则里热自化，风散则火炎自定。予以桑叶、薄荷散风火，白杏仁、竹茹化痰热，马勃、土贝润燥消肿，飞中白、甘中黄清热解毒，煅石决明、黑栀平肝泻火，芦根、川石斛泄热生津，瓜蒌皮、枇杷叶化痰以清肺。二诊余波未尽，再事清理。三诊风火虽已泄散，肝火尚未下降，阳不潜则阴不复，乃在存阴泄热之中，增入平肝潜阳，使其阴得复、阳得潜，则气火不致易于上逆。吹喉方清热存阴、解毒消肿，日吹三四次，咽关甚感舒适，自此以后，不复为病矣。

101. 白内障

崔某，女，70岁，复兴中路1315弄13号。

初诊：1963年12月16日。

头痛而晕，目痛而糊，视物昏花；经检查，眼医目为白内障。便通溲利，肝系贯通于目，肝木涵养于水，阴虚水亏，阴气不足上潮，肝亢火旺，炎威辄易浮腾。由是内风而召外风，风火煎迫，蒙蔽清明而现浮翳。法当息风火，平肝木以养目阴。

桑麻丸（包）四钱，蔓荆子钱半；白蒺藜四钱，赤芍三钱；决明子三钱，杭甘菊二钱；煅石决明五钱，丹皮钱半；沙苑子三钱。

二诊：1963年12月12日。

头痛虽好而目尚痛，视物昏花而物不清，阴薄肝亢之躯。当存阴以息风，平肝以降火，循此旨而治之，可能获益焉。

杭菊二钱，夏枯草三钱；丹皮二钱，决明子三钱；煅石决明一两，黑山栀三钱；沙苑子三钱，桑麻丸（包）四钱；连翘心三钱，竹卷心钱半；黑元参三钱，带心天冬二钱；白蒺藜四钱，蔓荆子钱半。

三诊：1963 年 12 月 18 日。

头痛、目痛均见好，唯视物尚觉昏花，非一朝一夕之故也。当益阴以潜阳，平肝以降火。

桑麻丸（包）四钱，杭菊二钱，夏枯花三钱；黑元参四钱，天冬二钱，川石斛四钱；煅石决明一两，黑栀三钱，丹皮三钱；决明子三钱，谷精珠三钱；连翘心三钱，竹卷心钱半，朱灯心五分。

四诊：1964 年 1 月 6 日。

头痛已，目痛止，视物已较明晰。经复查，白内障得有好转十分之二，顽疾转机，可喜孰甚，当再循前旨以进之。

杭菊二钱，夏枯花二钱，桑麻丸（包）四钱；丹皮二钱，黑栀三钱，煅珍珠母一两；沙苑子三钱，决明子三钱；

黑元参三钱，带心天冬二钱；连翘心三钱，竹卷心钱半；白蒺藜四钱，蔓荆子三钱。

【按】目得血而能视，故目疾之清曚，系于脏腑精微上升之通塞，且脏腑之通塞尤能各应其验于所司之处。白珠属肺，黑珠属肝，瞳仁属肾而通于胆，是以治目疾者，当先察其体质之偏胜情况，再证以目疾部分之形态，然后核其虚实、寒热、表里以定应机之方针，而究其致病之源以应之，虽不中不远矣。崔氏经眼医检查为患白内障有年矣，屡经治疗，迄未得效，西医欲诉之于刀圭，病者意甚苦之，未敢轻试，乃来求诊。考目之为病，其因甚多，有实有虚，有外因有内因，有失表风热而留恋者，有肝火夹痰热壅塞而病者，有因于疲劳肝肾耗乏而患者，有房劳过度戕伐肾阴而起者，有肝风头痛过剧因而起内障外翳者，或失明者当就其情况而适应之。初诊散风热，平肝火，佐以明目益肾。二诊宗前旨而兼益阴生津，俾可邪去而病获益。三诊头痛目痛已得好转，而肾水之匮乏非一时所能满足，乃进入标本两治之计。予以桑麻丸、杭菊、夏枯花疏风清热，元参、天冬、石斛益阴潜阳，煅石决明、黑栀、丹皮平肝泻火，决明子、谷精珠保光明目，连翘心、竹卷心清心泄热。药后喜而惊，凝视物较清，再经复查为左眼白内障好十之二。四诊宗前旨以治之。

余体会目疾之治，宜清化而不宜过事寒凉，宜益阴而不宜偏于滋腻。良以寒凉易于凝血，滋腻易于滞气，最有碍于气阴之升降。乃以黑元参、天冬降火滋阴，益阴潜阳以放光；沙苑子温通肾气益精明目。于此可证目疾之治，深有赖于气阴之融而通焉。

　　附注： 以上101例"百通验案"，曾经上海市中医文献研究馆的助理馆员林功铮等总结随访，结果：①50例疗效满意，且有远期效果；②42例当时疗效满意，未作远期随访；③4例经治有不同程度的好转；④2例一度好转终不治（一例尿毒症，一例胃癌）；⑤3例无法调查者（新中国成立前医案或姓名不全）。

跋

近闻上海中医药大学郭天玲教授、陆海凤医生等，积数年之心血，裒然成帙，撰成《吴门医派曹惕寅遗稿存真》一书，深感前辈对其先师的传承，治学至精，勤勉不倦，不由心生敬意。

吴中地秀人杰，千年历史孕育了璀璨的文化，香山帮打造的苏州园林、江南古镇巧夺天工，苏州丝绸和刺绣蜚声海外，他如昆剧、评弹、吴门画派等诸多非物质文化遗产，对近百年海派文化的起源与发展，也有着重要的影响，而吴门医派同样也是苏州文化中的一朵奇葩。

吴门医派肇始于明朝戴思恭、薛己，至明末清初吴又可、叶天士渐至鼎盛，又有徐灵胎、薛生白等诸多先贤。吴门医派其中的分支创立了温病学派，以善治外感温热病为长，用药强调"轻清灵巧"，对后世孟河医派和海派中医影响久远，故世人有"吴中医派甲天下，孟河医派冠吴中"之誉。曹惕寅先生的伯父曹沧洲先生，亦为吴门医派中之翘楚。曹沧洲先生家学渊源，幼承庭训，精于内科，对外感温热病亦颇有心得。其曾于清光绪三十三年（1907），与青浦陈莲舫共同奉诏入京，为光绪皇帝与慈禧太后诊治，后赐七品御医，便有了"三钱萝卜籽，换个红顶子"的故事。

曹惕寅先生，名岳峻，字惕寅，以字行，为民国四大高僧印光法师皈依弟子，法名契敬。承其祖云洲、伯父沧洲、兄南笙，医术大进，于上世纪二十年代迁居沪渎，设诊于斯，成为海派中医的一支重要脉络。学术上强调"万病惟求一通"，一曰应机，祛邪以求通，调和营卫，流通气血；二曰宣化，疏调以求通，协调升降，沟通三焦；三曰调摄，调理以求通，培脾益肾，疏补交融。此三点可谓直中肯綮，要言不烦。曹惕寅先生临证六十余年，擅治内外各科，常将外治方药用于内科疾病而收效，称为"导邪外达法"。用药推崇吴门医派杰出医家叶天士，圆机活法，轻清灵巧，在古方和家传基础上多有创见。遣方讲究药物组织结构，每以功效相类或相辅相成的药物为一组，每组二三味，每方分为上、中、下、末四组，上为主药，中为相辅，下为相须，末则通调，如此条分缕析，一目了然。

1956年7月，为统战以及抢救整理老中医经验需要，原上海市卫生局筹建成立了上海市中医文献研究馆，并先后设立了七个业务组开展研究工作，曹惕寅先生被聘为上海市中医文献研究馆馆务委员。作为我馆建馆后的第一批最重要的馆员之一，曹惕寅先生担任验方组组长，收集各类验方、秘方、民间单方。上世纪五六十年代，我馆组织力量，陆续整理出版了一批较有质量的专病文献专辑，其中就有为屠呦呦教授研究青蒿素提供线索和启发的《疟疾专辑》一书；另外还油印了一大批以名老中医经验为主的小册子，而曹惕寅先生于此时亦贡献了《中药治疗膏淋（乳糜尿）之初步研讨》和《温热性哮喘表攻补三法之研究》，并四次在《上海中医药杂志》上发表论文。曹惕寅先生的著作中，以《翠竹山房诊暇录》最负盛名，该书成书于1927年，共分两卷，记录其医案医话共77个，充分展示了其治学思想和临证精华，具有较高的学术和整理价值。另有《临证述要》《万病惟求一通》《翠竹老人卫生方》等医稿遗世。

建馆初期，为传承馆员临床经验和关心联络馆员生活，我馆选拔了一批中青年中医和刚从上海中医学院毕业的年轻力量，作为助理馆员，而郭天玲教授就是其中的佼佼者，当时拜师曹惕寅先生的我馆骨干还有黄少堂、王秀娟、林功铮三位前辈。郭教授前后跟师学习多年，深得曹师之真传，后又调至上海中医学院从事医史文献研究，造诣颇深，现任上海中医药大学专家委员会名誉委员。陆海凤医生于二十世纪五六十年代入选上海市卫生局直属中医带徒班，1963年起师从曹惕寅先生，对曹师学术思想和临床经验有切深的理解和多年的实践，并留存了珍贵的文字资料。此次由郭天玲教授、陆海凤医生领衔编著、整理，付梓曹惕寅馆员的遗稿，功绩卓然，利在千秋，亦值得我馆后侪学习！

上海市中医文献馆

甲辰谷雨